Rezeptur

für Studierende und Ärzte

von

Dr. John Grönberg
Oberarzt und Apotheker

Mit einem Geleitwort von Dr. R. Heinz
Professor für Pharmakologie an der Universität Erlangen

Zweite, vermehrte und verbesserte Auflage

Mit 18 Textfiguren

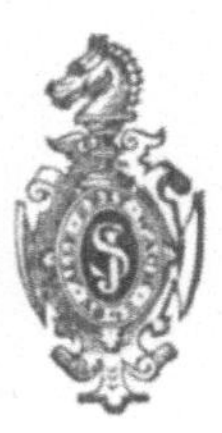

Springer-Verlag Berlin Heidelberg GmbH
1920

ISBN 978-3-662-23114-2 ISBN 978-3-662-25084-6 (eBook)
DOI 10.1007/978-3-662-25084-6

Vorwort zur ersten Auflage.

Zunächst einige Worte über die Genese dieses Buches, von dem der Leser vielleicht finden wird, daß es eine allzu persönliche Prägung trägt.

Vor etwa 25 Jahren als Pharmazeut in einer größeren Stadt in Finnland tätig, machte ich die Beobachtung, daß die dortigen Ärzte häufig Arzneimischungen verschrieben, die schon vom technischen Standpunkte aus als irrationell bezeichnet werden mußten. Später sah ich ein, daß dies keineswegs nur in bezug auf die Ärzte meiner Geburtsstadt Geltung hatte, sondern daß dieselben Mißstände auch in anderen Orten vorkamen.

Ich verließ dann die Pharmazie und wurde Arzt. Die Frage von den irrationellen Arzneimischungen schien mir von großer praktischer Bedeutung zu sein und bot außerdem noch viel Interessantes dar. Durch Reisen in den nordischen Ländern, in Deutschland und Rußland erhielt ich von vielen Apothekern Angaben über verschiedenartige irrationelle Arzneimischungen, die sie während ihrer Tätigkeit kennen gelernt hatten. So hatte ich in zwei Dezennien Gelegenheit eine Menge derartiger Original-Rezeptformeln zu sammeln, deren Zahl durch Studium der pharmazeutischen Zeitschriftenliteratur noch vergrößert wurde.

Bei der Zusammenstellung des so gewonnenen Rezeptmateriales kam ich zu folgenden bemerkenswerten Resultaten. Erstens kamen nicht selten solche Formeln vor, bei denen man weder vom klinischen, pharmakologischen, noch vom technischen Standpunkte aus irgendeine Logik oder Vernunft spüren konnte, weil bei der Mischung der vorgeschriebenen Arzneimittel solche chemische Prozesse vor sich gehen mußten, daß die Wirkung der Arzneimischung vollständig illusorisch wurde. Weiter stellte sich heraus, daß die Rezepturfehler in den verschiedenen Ländern ungefähr derselben Art waren und daß sie ebenso häufig bei gewöhnlichen praktischen Ärzten vorkamen, wie auch bei klinischen Forschern, die ihr ganzes Leben der Wissenschaft gewidmet hatten. Auch in sonst ausgezeichneten medizinischen Lehrbüchern kamen solche »Rezepturfehler« immer wieder vor.

Bei dem Versuche, die »Rezeptursünden« in irgendein System

zu bringen, eröffneten sich große Schwierigkeiten, weil das Gebiet der irrationellen Arzneimischungen bisher nur sehr mangelhaft bearbeitet worden war. Es waren deshalb gewisse chemische und pharmakotechnische Vorarbeiten nötig, die ich im Laufe der Jahre zu erledigen versucht habe und die in einer Reihe von Publikationen niedergelegt worden sind. Zur gleichen Zeit ist auf demselben Gebiet auch von anderer Seite eine rege Forschungsarbeit entstanden und auf diese Weise sind wir heute der Lösung der Frage etwas näher getreten.

Als Arzt habe ich fernerhin die Beobachtung gemacht, daß die Dosierung von in Apotheken hergestellten Arzneien durchaus nicht immer eine genaue ist, und daß die Meßgefäße, deren die Patienten sich bei der Einnahme von Arzneimitteln bedienen, viel zu wünschen übriglassen. Um diese Umstände näher untersuchen zu können, verschaffte ich mir aus größeren und kleineren Apotheken in verschiedenen Ländern Versuchspulver und -pillen, die immer nach den gleichen Rezeptformeln verschrieben worden sind. Bei den Analysen dieses Versuchsmateriales kam ich zu einigen auffallenden Ergebnissen, die in dieser Arbeit kurz besprochen werden sollen.

Weiter habe ich mir gewöhnliche Arzneiflaschen, Patenttropfgläser, Pipetten und Einnahmegläschen verschiedener Fabriken verschafft und geprüft. Diese Untersuchungen zeigen, daß die Dosierung auch in dieser Hinsicht mehr oder weniger problematisch ist.

Jeder Kliniker, der sich mit Fäzesuntersuchungen beschäftigt hat, weiß, daß man ab und zu in den Fäzes unveränderte Pillen (besonders Blaudsche Pillen) nachweisen kann. Auch dieser wichtigen Frage habe ich meine Aufmerksamkeit gewidmet.

Aus dem Obengesagten geht hervor, daß sowohl von seiten der Ärzte als von seiten der Apotheker zur Zeit noch viele bestehende Mißstände zu beheben wären.

Der Zweck der vorliegenden Arbeit ist also, auf Fehler aufmerksam zu machen. Die Rezeptur ist somit von dem Standpunkte aus behandelt worden, wie man Rezepte nicht verschreiben darf. Daraus wird sich dann das Positive von selbst ergeben.

Fehlern abzuhelfen ist bekanntlich nicht so leicht, wie sie nachzuweisen, um so weniger, wenn das Böse so tief wurzelt, wie die »Rezeptursünden«. Um aber Mißstände entfernen zu können, muß man sie erst kennen.

Es soll daher im Folgenden der Versuch gemacht werden zu zeigen, daß die Ursachen der heutigen irrationellen Rezeptur vor allem in mangelhaftem Unterricht und im Fehlen von passender Lehrbuchsliteratur liegen.

Bei der Bearbeitung der Rezeptur war der Gesichtspunkt maßgebend, daß der Leser mit der Pharmakologie und Arzneiverordnungslehre vertraut sei. Diese Disziplinen sind also nur in solchen Fällen herangezogen worden, wo es für das Verständnis irgendeiner Frage nötig war.

Da das Buch auch für Anfänger geschrieben ist, habe ich auf eine streng wissenschaftliche Form verzichtet. Es erschien auch zwecklos, spezielle Literaturangaben im allgemeinen zu geben. Dagegen enthält eine Anlage ein Verzeichnis über derartige größere Arbeiten, aus welchen der interessierte Leser sich über spezielle Fragen in bezug auf die Rezeptur informieren kann.

Meine Arbeit wurde von vielen Ärzten und Apothekern der nordischen Länder, Deutschlands und Rußlands unterstützt. Ihnen allen und vor allem Herrn Prof. Dr. R. Heinz in Erlangen, der das Manuskript durchgelesen, sowie dem Herrn Geheimrat Prof. Dr. F. Penzoldt in Erlangen und Herrn Prof. Dr. H. v. Tappeiner in München bin ich zu großem Danke verpflichtet.

Erlangen, im Januar 1919.

John Grönberg.

Vorwort zur zweiten Auflage.

Die erste Auflage der »Rezeptur« ist mit großem Wohlwollen von der Kritik beurteilt und da sie in kurzer Zeit ausverkauft worden ist, habe ich den Wünschen einiger akademischen Lehrer nachkommen wollen, und für die neue Auflage ein Kapitel über Pharmacopoea economica und eine kurze Übersicht über die wichtigsten Gruppen der offizinellen Drogen und Präparate ausgearbeitet. Außerdem ist alles, was auf direkte Untersuchungen Bezug hat, mit kleinerer Schrift gedruckt worden, um dadurch das weniger wesentliche für den Studierenden hervorzuheben. Einige Kapitel sind auch verkürzt worden.

Bei der Bearbeitung der neuen Auflage habe ich Herrn Professor Dr. C. G. Santesson in Stockholm für viele wertvolle Ratschläge zu danken.

Wiborg (Finnland), im März 1920.

John Grönberg.

Inhaltsverzeichnis.

Seite

Stellung der Arzneitherapie zu den übrigen Behandlungsmethoden . 1
Unsere Ärztegeneration und die Rezeptur 7
Die Ursachen der Rezeptursünden 12
Allgemeines über die Dosierung von Arzneimitteln 14
Die Aufstellung der Rezeptformel 16
Das Rezept als Dokument. — Das Rezeptformular. — Die in der Rezeptur übliche Sprache. — Die Handschrift. — Abkürzungen in Rezeptformeln. — Die Arzneiform. — Die Menge der Arznei. — Die Auswahl der einzelnen Arzneimittel. — Reihenfolge der Arzneimittel. — Die passendste Zeit für die Einnahme von Arzneimitteln. — Schluß der Rezeptformel 16—24
Pharmacopoea economica 24
Handverkaufsartikel 26
Vegetabilische Drogen. — Linimente und Öle. — Pflaster. — Pulver. — Salze. — Mineralwässer. — Salben und Pasten. — Tinkturen. — Verbandstoffe. — Desinfizientien . . . . . . 26—27
Haushaltsartikel 27
Billige Arzneiformen in der Rezeptur 27
Mixturen. — Pillen. — Pulver. — Salben . . . . 27—28
Teuere Arzneiformen 28
Teuere Arzneimittel 28
Gewichts- und Preisgrenzen der Arzneigefäße 30
Gefäßpreise 30
Die Taxierung von Rezepten 31
Gesetzliche Vorschriften 32
Übersicht über die wichtigsten Gruppen der offizinellen Drogen und Präparate 35
Drogen. — Galenische Präparate. — Chemische Präparate. — Serologische und bakteriologische Präparate . . . . 35—37

Feste Arzneiformen 37
Pulveres, Pulver 37
Unabgeteilte Pulver. — Dispensierte Pulver. — Über die Dosierung. — Vermehrungssubstanzen und Geschmackskorrigentien. — Unverträgliche Pulvermischungen. — Aufstellung der Rezeptformel . . . . 37—45
Capsulae, Kapseln 45
Capsulae amylaceae, Oblatenkapseln. — Capsulae gelatinosae, Leimkapseln. — Capsulae glutoidae et geloduratae, Glutoidkapseln. — Capsulae keratinatae, Hornkapseln . . . . . . 45—47
Tablettae, Tabletten 47
Species, Teegemische 48
Pilulae, Pillen 49
Die Dosierung von Pillen. — Unberechtigte Zusätze des Apothekers. — Über den Zerfall der Pillen im Digestionskanal. — Auswahl der Pillen. — Verhalten der verschiedenen Pillenkonstituentien: Pflanzenpulver und -Extrakte. Bolus. Wachs (Cera). Magnesiumoxyd. Gummi arabicum und Saccharum ana partes. Spiritus und Tinkturen. — Pillenüberzüge. — Resumé über Pillenkonstituentien. — Die Aufstellung der Formel . . . . 49—57

Seite

Weiche Arzneiformen 57
Geruchskorrigentien. — Korrigentien in bezug auf das Aussehen 57
Unguenta, Salben 58
Pastae, Pasten 58
Suppositoria, Suppositorien 59
Bacilli, Stäbchen 60
Sapones, Seifen 60
Chartae, Papiere 60
Emplastra, Pflaster 61
Linimenta, Linimente 62
Flüssige Arzneiformen 62
Guttae, Tropfen 62
Die Dosierung von Tropfen. — Gewöhnliche Flaschen. — Flaschen mit schnabelförmigem Ausguß. — Korke. — Tropfpipetten. — Normaltropfenzähler. — Patenttropfengläser. — Aufstellung der Formel . . . . 62— 71
Mixturae, Mixturen 71
Die Dosierung von Mixturen. Löffel. — Einnehmegläschen. — Korrigentien für Mixturen. Süße, sauere und aromatische Geschmackskorrigentien. — Unverträgliche Mixturen. — Die Aufstellung der Formel. — Saturationes, Sättigungen. — Mixturae agitandae (Schüttelmixturen) . . . . 71— 81
Emulsiones, Emulsionen 81
Infusa et Decocta, Infuse und Dekokte 82
Injektionsflüssigkeiten 83
Flüssige Arzneimittel zu äußerlichen Zwecken 85
Unverträgliche Arzneimittel 86
System der unverträglichen Arzneimittel 88
Alkaloide: Chiningruppe. — Koffeïngruppe. — Morphingruppe. — Kokaingruppe. — Pilokarpingruppe. — Atropingruppe. 89— 95
Glykoside: Herzmittel. — Expectorantia. — Amara. — Laxantia. — Korrigentia . . . . 95— 97
Schleimstoffe: Gummiarten. — Stärkearten. — Pflanzenschleime . . . . 97— 99
Gerbstoffe . . . . 99—100
Metallsalze. Salze der leichten Metalle: Kalium, Natrium, Ammonium. Kalzium. — Salze der schweren Metalle: Ferrum. Zincum. Bismuthum. Argentum. Plumbum. Hydrargyrum 100–104
Explosible Mischungen 104
Literaturverzeichnis 110
Register 111
Tabelle 1. Abkürzungen in Rezeptformeln 18
» 2. Wortgeschützte Arzneimittel 29
» 3. Unverträgliche Pulvermischungen 43
» 4. Tropfenzahlen für Korke 66
» 5. » » Tropfpipetten 67
» 6. » » Normaltropfenzähler 68
» 7. » » Patenttropfgläser 69
» 8. Inhalt der Löffel 72
» 9. » » » 73
» 10. Inhalt der Einnehmegläschen 73
» 11. Mitteldosen für Erwachsene 106
» 12. Maximaldosen 108
» 13. Löslichkeit der Arzneimittel 109

Stellung der Arzneitherapie zu den übrigen Behandlungsmethoden.

Für den die Wahrheit suchenden Forscher ist nichts lehrreicher als die Geschichte seiner Wissenschaft zu studieren. So auch in bezug auf die Bewahrung der Gesundheit wie in bezug auf die Bekämpfung und Behandlung der Krankheiten.

Im Laufe der Zeit haben die Behandlungsmethoden der verschiedenen Krankheiten sehr große Umwandlungen erfahren. Einmal betrachtete man die Arzneimittel als die allein selig machenden. Ein anderes Mal verfiel man wieder in die entgegengesetzte Übertreibung und wurde medizinischer Nihilist.

Eine interessante Epoche in der Geschichte der arzneilichen Behandlungsmethoden bildet diejenige Zeit, als die Homöopathie hervortrat. Dadurch wurde nämlich zum erstenmal der Beweis geliefert, daß man imstande ist, mit Zuckerkörnern und Wasser, wenn diese nur mit den unglaublichsten und für die Kranken unverständlichen Namen versehen sind, auf viele Krankheitszustände einzuwirken. Die Arzneimittel besitzen also einen großen suggestiven Einfluß auf die Kranken.

Da man vom modernen pharmakologischen Standpunkt aus den homöopathischen Arzneimitteln keine pharmakodynamischen Wirkungen zuschreiben kann, ist die Homöopathie als eine arzneilose Therapie zu bezeichnen. Es spielt aber in der Homöopathie die allgemeine hygienische Behandlung eine sehr große Rolle, und dadurch wurde der Weg für die wissenschaftliche diätetisch-physikalische Therapie geebnet.

Im vorigen Jahrhundert traten in Deutschland einige sogenannte Naturärzte auf, die jeder wissenschaftlichen Ausbildung entbehrten. Nur mit Hilfe verschiedener diätetischer und physikalischer Maßnahmen erzielten die Naturärzte nicht zu leugnende Erfolge in der Behandlung vieler Krankheiten. Daß dabei die Suggestion eine sehr große Rolle spielte, ist selbstverständlich. Die Naturärzte verzichteten auf jedes Arzneimittel.

Auch in der wissenschaftlichen Heilkunde entwickelte sich nun allmählich eine mit der Naturheilmethode gewissermaßen verwandte Richtung, nämlich die diätetisch-physikalische Therapie. Es entstand auf diesem Gebiete eine rege Forschungsarbeit, und im Laufe der letzten Dezennien sind für die Praxis hervorragende Entdeckungen gemacht und ausgezeichnete neue Behandlungsmethoden ausgearbeitet worden. Trotzdem kann man wohl sagen, daß die diätetisch-physikalische Therapie sich immer noch in einem präliminaren Entwicklungsstadium befindet.

Es gibt Ärzte, die sich zu der diätetisch-physikalischen Therapie bekennen. Sie zeichnen sich vor allem dadurch aus, daß sie das Vertrauen für die Arzneimittel verloren haben und ganz wie die Naturärzte Arzneien kaum anwenden. Sie sind nämlich der Ansicht, daß man dadurch keine Krankheiten heilen kann. In gewissen Fällen lassen sich wohl einzelne Symptome günstig beeinflussen. Die Arzneimittel sind aber immer zweischneidige Schwerter, denn sie sind öfters mit unangenehmen, ja sogar giftigen und das Leben bedrohenden Nebenwirkungen behaftet. Außerdem kann bei längerem Gebrauch vieler Mittel die sogenannte »Gewöhnung« mit allen ihren folgeschweren Erscheinungen eintreten.

Alle diese verhängnisvollen Umstände fallen bei der Anwendung der diätetisch-physikalischen Therapie fort.

Auf der anderen Seite gibt es wieder Ärzte, für welche die Arzneimittel das A und O in ihrem ganzen therapeutischen Handeln sind. Sie glauben kaum an andere Behandlungsmethoden als an die Arzneien, und ihre Therapie artet deshalb häufig, besonders wenn sie älter werden, zu einem bösen Mißbrauch von Arzneimitteln aus.

Wenn wir den Versuch machen, alle heutzutage ausgeübten Behandlungsmethoden mit möglichster Objektivität kritisch zu beurteilen, so müssen wir ohne Zweifel zu dem Schluß kommen, daß die beiden obengenannten Richtungen in der Medizin, die arzneilose Therapie sowie das einseitige Verschreiben von Arzneimitteln als Übertreibungen zu verzeichnen sind. Hier wie überall kommen wir der Wahrheit am nächsten, wenn wir das Mittel aus den Extremen ziehen.

Es ist gar nicht zu leugnen, daß die diätetisch-physikalische Therapie sehr viele Vorzüge hat, und daß viele Krankheitszustände sich ohne jede Arznei mit Erfolg behandeln lassen.

Ebenso sicher ist, daß viele von den heute angewandten Arzneimitteln entweder veraltet oder von solchen gefährlichen Nebenwirkungen begleitet sind, daß sie aus dem modernen Arzneimittelschatz zu streichen wären.

Auf der anderen Seite muß aber der gewissenhafte Arzt, der die Schule des praktischen Lebens mit offenen Augen durchgemacht hat, ehrlich zugeben, daß es doch tatsächlich sicher wirkende Mittel gibt, wie z. B. Opium, Morphium, Digitalis u. dgl., die er im Interesse seiner Kranken nicht entbehren möchte. Wohl können wir die Zahl der Mittel unseres Arsenals sehr beschränken, wir müssen aber ihre therapeutische Leistungsfähigkeit genau kennen, und wir müssen wissen, wann wir eine Wirkung zu erwarten haben und wann nicht.

Jeder junge Arzt wird, wenn er seine Praxis anfängt, die Erfahrung machen, daß er in gewissen Fällen seine intelligenten Patienten noch relativ leicht nur mit diätetisch-physikalischen Heilfaktoren behandeln kann. Je niedriger aber das Kulturniveau seines Kranken ist, desto mehr glaubt dieser an die Macht der Arzneimittel.

Auch wenn einem indifferenten Mittel nur ein psychischer Effekt zuzuschreiben ist, können wir manchmal damit ausgezeichnete Erfolge erleben, zumal in chronischen Fällen, wie z. B. bei nervösen Zuständen, wo alles andere versagt. Als Beleg für diese Ansicht mag an die Entwöhnung von Narkotika erinnert werden. So bekommt z. B. der Morphinist bei einer Entwöhnungskur Injektionen von immer schwächeren Morphinlösungen, und wir sehen schließlich das Phänomen eintreten, daß reines Wasser bei ihm dieselbe Wirkung hat wie die Morphinlösung.

Alle Arzneimittel ohne Ausnahme, auch diejenigen, die Jahrhunderte hindurch jede Probe bestanden haben, kritiklos zu verwerfen, heißt das Kind mit dem Bade ausschütten.

Es ist aus verschiedenen Gründen mit sehr großen Schwierigkeiten verbunden, ein objektives Urteil über den Wert der Arzneimittel zu gewinnen.

In vielen arzneilichen Rohstoffen wechselt die Menge der wirksamen Stoffe innerhalb ziemlich großer Grenzen. Drogen aus verschiedenen Gegenden können also eine ganz verschiedene Qualität zeigen. Außer dem Standort spielt aber die Art und Weise, in der die rohen Drogen geerntet wurden, wie sie ausgetrocknet und aufbewahrt wurden, eine sehr große Rolle, weil durch fermentative, bakterielle und andere Prozesse die wirksamen Stoffe zersetzt werden können. So können Digitalisblätter, wenn sie nicht nach allen Regeln der Kunst behandelt wurden, ihren therapeutischen Wert innerhalb einiger Monate verlieren.

Außerdem kommen bei teueren Rohstoffen Fälschungen in großem Maßstabe vor. Das ist z. B. der Fall mit Opium, welches häufig schon bei der Ernte mit verschiedenen Stoffen gemischt wird. Zu der ursprünglichen Droge werden dann noch durch den

Zwischenhändler verschiedene Substanzen hinzugesetzt, um das Gewicht der teueren Ware zu steigern. Durch derartige Verunreinigungen nimmt aber selbstverständlich der therapeutische Wert des Opiums in hohem Grade ab.

Schon diese Andeutungen zeigen uns, warum wir nicht immer mit demselben Mittel einen guten Erfolg erzielen können, und doch ist das Urteil über den Wert solcher einfachen Drogen und die aus ihnen hergestellten Präparate noch ziemlich unkompliziert. Einen gewissen Schutz gegen Verfälschungen hat man bei den offizinellen Drogen durch die Prüfungsmethoden in bezug auf Reinheit und wirksame Bestandteile, welche die Pharmakopöen vorschreiben.

Ganz anders gestalten sich die Verhältnisse bei den sogenannten Geheimmitteln und pharmazeutischen Spezialitäten.

Die pharmazeutische Industrie ist in den letzten Jahrzehnten dermaßen herangewachsen, daß man wohl behaupten kann, daß in Europa und Amerika jährlich etwa 2000 Geheimmittel, pharmazeutische Spezialitäten und für das Publikum bestimmte medizinische Apparate auf den Markt gebracht werden.

Diese Präparate enthalten häufig nur ganz banale, seit alters her bekannte Alkaloide, Glykoside, Salze u. dgl. Wenn eine genügende Kontrolle über die bei der Herstellung der Präparate angewandten Rohstoffe ausgeübt würde und der Verkaufspreis in einem anständigen Verhältnis zu den Fabrikationskosten stände, wäre hier noch nicht viel einzuwenden. Sehr häufig liegen aber Fälle von reinem Betrug vor.

Als Beispiele derartiger Mittel, die zu innerlichen Zwecken Verwendung finden, mögen nur einige gallentreibende Präparate genannt werden. Die meisten von diesen enthalten verschiedene Abführmittel. So ist ein Präparat aus Kalomel, Podophyllin, Kampfer, Kümmel usw. zusammengesetzt und kommt in drei verschiedenen Formen vor. Eine andere Gallensteinkur besteht aus 4 Flaschen, welche Öl und Abführmittel enthalten. Nach der Einnahme des Mittels erscheinen in den Fäzes Kugeln, die der Kranke als erweichte Gallensteine betrachten soll. Diese Mittel werden viel verkauft.

Als Beispiel auf Betrug können auch die elektro-medizinischen Apparate, die der Patient trägt, wie »Ajax-Trockenzelle«, Saabyes »Suspensoir«, die elektrischen Gürtel, usw. angeführt werden. Sie bestehen aus den allereinfachsten elektrischen Vorrichtungen. Dagegen ist die äußere Ausstattung meistens sehr elegant, damit der Käufer den Preis, der bis 200 M. betragen kann, nicht übertrieben findet. Da nun der Kranke ein Stechen auf der Haut fühlt oder sieht, daß die Haut durch die elektrische Reizung rot wird, so glaubt er und kauft.

Abgesehen von dem Gesichtspunkte des Betruges gibt es aber bei diesen Mitteln noch andere Schattenseiten.

Durch eine manchmal ganz raffinierte Reklame in der Tagespresse und in medizinischen Zeitschriften bietet der Fabrikant seine mit den wunderbarsten Namen versehenen Spezialpräparate an. Ohne das Resultat wissenschaftlicher Untersuchungen abzuwarten, fängt mancher Arzt an, die neuen Präparate anzuwenden, ohne ihre Eigenschaften, Wirkungen und Nebenwirkungen zu kennen. Er kombiniert Mischungen, welche für ihn unbekannte Bodensätze enthalten, die unmöglich zu dosieren sind. Durch chemische Umsetzungen kann die neue Mischung auch noch gefährlich werden.

Der Apotheker erleidet häufig bedeutende Verluste, da er ein großes Lager einheimischer und ausländischer Spezialpräparate halten muß. Es ist nämlich nicht ungewöhnlich, daß der Fabrikant nach kurzem ein neues, noch »viel besser« wirkendes Mittel erfindet, welches der Arzt nun wieder ausprobieren will. Die alten Präparate werden in der Weise unmodern, und der Apotheker kann sie nicht mehr verkaufen.

Eine weitere Schattenseite in bezug auf diese Präparate ist, daß eine Kontrolle über ihre Darstellung und die dabei angewandten Rohstoffe in vielen Ländern nicht ausgeübt wird. Es ist dies eine ganz eigenartige Auffassung der Gesetzgebung.

Der Apotheker und seine Gehilfen müssen dem Gesetz nach eine viele Jahre dauernde praktische und wissenschaftliche Ausbildung erhalten, um Arzneien bereiten und verkaufen zu dürfen. Sie stehen außerdem unter Kontrolle einer Spezialbehörde, die auch den Preis der Arzneimittel bestimmt.

Die Fabrikanten der Geheimmittel und pharmazeutischen Spezialitäten stehen dagegen unter gar keiner Aufsicht. Häufig besitzen sie keine Fachkenntnisse, und doch ist es ihnen ohne weiteres erlaubt, Arzneimittel darzustellen und nicht nur den Inhalt dieser Mittel zu verheimlichen, sondern auch den Preis ihrer Waren selbst beliebig zu bestimmen.

Die Anwendung derartiger Mittel ist durchaus nicht geeignet, das Ansehen des ärztlichen Standes und der Arzneitherapie zu heben. Der Arzt wird von den Fabrikanten überhäuft mit Reklameschriften und Repertorien in Prachtbänden über ihre Remedia. Diese enthalten häufig Mittel für alle möglichen Krankheiten und deren Symptome. Öfters sind sie auch mit gut zusammengesetzten Rezeptformeln über die betreffenden Präparate versehen. Aus lauter Bequemlichkeit fängt nun mancher Arzt an, diese Präparate zu verschreiben. Eine solche Gewohnheit bringt aber das Schlimme mit sich, daß der Arzt bei der Verordnung seiner Mittel das Alter, Geschlecht, allgemeinen Zustand, Lebensgewohnheiten u. dgl. nicht berücksichtigt. Wenn wir derartige bestimmte Rezeptformeln anwenden, so fällt die ganze Individualisierung, die doch in der Praxis eine durchaus große Rolle spielt, fort.

Sollte dieses Vorgehen allgemein werden, so würde die Arzneitherapie nicht viel wert sein, und der Apotheker würde nur ein Kaufmann werden, der einige elegante, fertig verpackte Schachteln und Flaschen verkauft.

Aus dem Gesagten dürfte hervorgehen, daß wir es in bezug auf die Geheimmittel und pharmazeutischen Spezialitäten mit Auswüchsen zu tun haben, denen jeder kritische Arzt energisch entgegentreten muß.

Es wäre selbstverständlich die Pflicht des Gesetzgebers, die Gesellschaft gegen jeden Betrug zu schützen. Um das erreichen zu können, müßte zunächst jede Fabrikation von arzneilichen Präparaten der effektiven Kontrolle einer Spezialbehörde unterliegen, die auch alle Preise bestimmen müßte.

Um von der Masse der pharmazeutischen Präparate, die jährlich entstehen, die wertvollen auswählen zu können, sind gewissenhafte chemische, pharmakologische und klinische Untersuchungen nötig. Sehr zu begrüßen ist deshalb der Vorschlag von Penzoldt, eine Reichsuntersuchungsanstalt für diesen Zweck einzurichten.

Nur dadurch können wir uns und unsere Patienten vor Betrug schützen. Dann wird auch die Epoche der Geheimmittel und der auf Betrug abzielenden arzneilichen Präparate der Geschichte gehören als eine Erinnerung an die Zeit, da die Menschheit betrogen werden wollte.

In der Ausübung unseres Berufes müssen wir mit offenen Augen den Wert aller therapeutischen Methoden genau beobachten und vergleichen. Nur in der Weise lernen wir den Weizen von der Spreu zu sondern. Dann werden wir auch sicher die Erfahrung gewinnen, daß wir nicht mit demselben Erfolg alle unsere Kranken ohne Arzneien behandeln können, als mit denselben. Aus unseren Beobachtungen werden wir auch das Fazit ziehen können, daß nicht der Gebrauch, sondern nur der Mißbrauch schadet. Wir sollen also den Rat unseres Altmeisters befolgen: primum non nocere.

Unsere Ärztegeneration und die Rezeptur.

Wenn wir den oben besprochenen Standpunkt einnehmen, kommen wir zu der Fragestellung, wie wir am besten unseren Arzneischatz ausnützen können.

Um die Tragweite dieser Frage für das praktische Leben beurteilen zu können, wollen wir zunächst versuchen, ein Bild von dem jetzigen Stand des Arzneiverschreibens, der Rezeptur, zu geben. Damit behandeln wir ein ernstes Kapitel in der Medizin, welches jedoch eines Beigeschmacks von Humor nicht entbehrt. Es zeigt nämlich, wie unbeholfen wir noch in mancher Hinsicht sind, trotz der hohen Entwickelung der ärztlichen Kunst im allgemeinen.

In jeder größeren Apotheke kommen täglich Rezeptformeln vor, die in irgendeiner Hinsicht inkorrekt verschrieben sind. Der Apotheker, der nach diesen Formeln die Arznei bereiten soll, ringt manchmal seine Hände aus lauter Verzweiflung. Er soll Substanzen mischen, die in keiner Weise gemischt werden können. Er soll Pulver bereiten, deren Ingredienzien bei der Berührung miteinander explodieren. Er soll Oblaten machen, deren Bestandteile bei der Mischung miteinander eine Flüssigkeit bilden. Er soll eine Pillenmasse darstellen, die infolge gärender Gase sich förmlich bewegt usw.

Außer solchen rein technischen Fehlern kommen viele andere vor. Manchmal wirken die Ingredienzien in chemischer Hinsicht derartig aufeinander ein, daß neue, vollkommen unwirksame Produkte entstehen. In anderen Fällen bilden sich neue, unbeabsichtigte Substanzen mit ganz anderen Wirkungen als die ursprünglichen. Häufig sind auch ästhetische Fehler, durch welche schlechtriechende Gase, schlechtschmeckende neue Stoffe, unbeabsichtigte Farbenreaktionen usw. entstehen.

Einige generelle Beispiele aus der Praxis werden das Gesagte am besten illustrieren.

1. Die Ingredienzien können nicht gemischt werden.

R. Kreosot. carbon.
Extr. Liquir. depur.
Aq. destill.
M.D.S.

R. Bromoform.
Aq. destill.
M.D.S.

Kreosotal und Bromoform sind unlöslich in Wasser. Eine gleichmäßige Mischung ist also nicht möglich und eine Dosierung ausgeschlossen.

Ähnliche Fehler in bezug auf die Löslichkeit der Arzneimittel kommen recht häufig vor. So wird folgender Fall in der Literatur erwähnt:

R. Sulfonali 10,0
Aq. destill. 150,0
M.D.S.

Sulfonal ist nur im Verhältnis 1 : 500 in Wasser löslich und läßt sich auch nach noch so kräftigem Umschütteln nicht mit Wasser gleichmäßig verteilen. Der betreffende Patient erhielt also mit den ersten eingenommenen Dosen fast nur Wasser und mit der letzten Portion eine so große Sulfonalmenge, daß er starb.

In gewissen Fällen können unlösliche Substanzen mit Hilfe von Sirupen, Honig, Gummischleim usw. suspendiert werden. Es entsteht dann eine sog. Schüttelmixtur, die aber von technischem Standpunkte aus irrationell ist, und wie wir später sehen werden, sich nur ungenau dosieren läßt (S. 79).

2. Bei der Mischung von an sich klaren Lösungen entstehen Niederschläge.

In der Praxis kommen häufig Mixturen vor, welche Mischungen von Alkaloiden, Glykosiden, Gerbsäuren, Metallsalzen usw. enthalten. Im Kapitel über die unverträglichen Arzneimittel werden wir erfahren, daß diese Substanzen in bezug auf ihre chemischen Eigenschaften meistens so empfindlich sind, daß sie die Mischung mit anderen Arzneimitteln überhaupt nur sehr schlecht vertragen.

In solchen Mischungen können die ursprünglich wirksamen Substanzen in vollkommen unwirksame verwandelt werden.

R. Argent. nitric.
Cocain. hydrochlor.
Aq. destill.
M.D.S.

R. Argent. nitric.
Apomorph. hydrochlor.
Aq. destill.
M.D.S.

In derartigen Mischungen bildet sich unlösliches Silberchlorid, und das Mittel wird dadurch vollkommen wertlos.

R. Codein. phosphor. 0,4
Extr. Chinae fluid. 20,0
M.D.S.
3 mal täglich 20 Tropfen.

Kodein ist ein Alkaloidsalz, während alle Chinapräparate Gerbsäure enthalten. Nun fällen aber die Gerbsäuren die Alkaloide aus ihren Salzlösungen. Es entsteht also ein Niederschlag, der den größten Teil der wirksamen Substanz der Flüssigkeit in stark konzentriertem Zustand enthält.

Durch solche Fehler kann die letzt eingenommene Portion eine Giftmenge enthalten, welche die Maximaldosis eventuell weit übersteigt. Dadurch kann Lebensgefahr, besonders bei Kindern, eintreten. Derartige Todesfälle sind auch bekannt.

R. Extr. Hyoscyami 2,0
Liqu. ammon. anis. 20,0
M.D.S.

Diese Hustentropfen kommen öfters vor. Da Anistropfen aber Ammoniak enthalten und Alkalien bekanntlich Fällungsmittel für Alkaloide sind, scheidet sich allmählich mehr als die Hälfte des Extraktes als eine ziemlich kompakte pechartige Fällung aus. In diesem Fall bekommt der Patient nicht das, was der Arzt ihm verordnen wollte, und von einer exakten, oder von einer Dosierung überhaupt, kann keine Rede sein.

3. Substanzen, die bei der Mischung miteinander explodieren.

Bei der Mischung von Jodtinktur und Ammoniak bildet sich explosiver Jodstickstoff.

Ebenso explodiert chlorsaures Kali in einer Mischung von Glyzerin, Alkohol, alkoholischer Thymollösung usw.

Chlorsaures Kali ist ja wegen seiner stark oxydierenden Eigenschaften eine leicht explodierende Substanz.

Die Literatur berichtet über folgenden illustrativen Fall.

R. Kalii chlorici
Carbo ligni pulv.
Calc. carbon. praecip.
M. f. pulv. D. S.
Zahnpulver.

Diese Komposition ist als ein Feuerwerkskörper zu bezeichnen.

Ein Pharmazeut, der das Pulver bereitete, zog sich dabei schwere Wunden am Gesicht und an den Händen zu (Fröhlich).

Derartige explosible Mischungen gibt es viele, und wir werden später auf sie zurückkommen.

4. Trockene, als Pulver oder Oblaten verschriebene Substanzen, die miteinander eine feuchte Masse oder sogar eine Flüssigkeit bilden.

R. Antifebrini 0,3
Antipyrini 1,0
M. f. pulv.

Das Pulver ist anfangs trocken, fließt aber schon nach einigen Stunden zu einer öligen Masse zusammen.

R. Chloralhydrati 1,0
Salipyrini 1,0
M. f. pulv.

Die pulverförmigen Substanzen bilden bei der Mischung miteinander eine Flüssigkeit.

R. Pyramidoni 1,0
Resorcini 0,5
M. f. pulv.

Es entsteht bei der Mischung eine dicke ölige Flüssigkeit, welche an den Papierkapseln fest anhaftet.

R. Natr. jodati 0,8
D. t. d. Nr. 10 in capsul. amyl. D. S.

Aus der anorganischen Chemie ist uns bekannt, daß Stärke Reagens auf Jod ist. Es bildet sich blaue Jodstärke. Die Oblaten werden deshalb blaugefärbt.

5. Es entstehen Gase, schlechtriechende Produkte oder unbeabsichtigte Farbenreaktionen.

R. Ammon. chlor.
Natr. bicarb.
Succ. Liquir. depur.
Aq. destill.
M.D.S.

In dieser Mischung entwickelt sich durch die Einwirkung von Soda auf Chlorammonium Ammoniak.

R. Antipyrini
Natr. bicarb.
M. f. pulv.

Die Mischung riecht nach Essigäther.

R. Liqu. Ferri album.
Natr. salicyl.
M.D.S.

Die Mischung nimmt eine violette Farbe an.

R. Acid. tannic.
Aq. Calcariae
M.D.S.

Die Mischung wird allmählich schwarz.

R. Stib. sulfurat. aurant.
Extr. Opii
Succ. et rad. Liquir.
M. f. pil. Obduc. argento foliato.

Die Pillen sollen, um entsprechend auszusehen, mit Blattsilber überzogen werden. Es bildet sich aber Silbersulfid und die Pillen werden schwarz.

Diese Beispiele betreffen unverträgliche Arzneimittel.

Es kommen aber auch viel verhängnisvollere Fälle vor. So hatte ein Arzt einem kleinen Kinde verschrieben:

R.	Chloral. hydr.	4,0
	Tinct. Opii simpl.	15,0
	Aq. destill.	60,0
	M.D.S.	

Der Arzt hatte vergessen, guttae 15 zu verschreiben. Eine solche Arzneimischung, wie die obige, in welcher die Größe der Einzeldose von Tinct. Opii nicht ersichtlich war, hätte nicht von der Apotheke verabfolgt werden dürfen. Das Kind starb unmittelbar. Dieses Beispiel zeigt, wie überaus nötig es ist, immer das Alter anzugeben, wenn die Arznei einem Kinde verordnet ist.

In allen derartigen Fällen, in welchen Schreibfehler vorliegen oder die Zusammensetzung des Rezeptes irrationell ist, ist die Situation des Apothekers ganz fatal. Dem Gesetz nach muß er genau nach Vorschrift des Rezeptes verfahren. Er darf keine anderen als die vorgeschriebenen Ingredienzien anwenden oder sonst von der Vorschrift abweichen, sondern muß sich eventuell an den ordinierenden Arzt wenden. Wenn nun aber der Arzt an einem anderen Orte wohnt oder verreist oder sonst nicht zu erreichen ist, so wird der Apotheker geradezu gezwungen, auf eigene Verantwortung korrigierend einzugreifen.

Ein derartiger Gesetzbuchstabe ist deshalb manchmal als tot zu betrachten. Ohne Veränderung und gewisse Zusätze könnten sehr viele Rezepte von der Apotheke überhaupt nicht verabfolgt werden. Nur durch bestimmte technische Manipulationen wird es dem Apotheker, unter Voraussetzung, daß er gute Fachkenntnisse besitzt, möglich, die Mißgriffe des unwissenden Arztes zu korrigieren.

Bei der mangelhaften Ausbildung in praktischer Pharmazie, wie sie noch an den meisten Lehranstalten besteht, kann man aber nicht fordern, daß jeder Pharmazeut alle diese Kunstgriffe kennen kann.

Wohl muß es aber als Armutszeugnis für den Arzt angesehen werden, wenn er nicht das Abc der Rezeptur kennt, die doch eine so große Rolle in seinem Berufe spielt.

Die Ursachen der Rezeptursünden.

Es ist nicht sehr schwer, die Ursachen dieser Mißverhältnisse zu entdecken. Wenn wir die Frage etwas genauer studieren, so zeigt es sich, daß der Unterricht in dieser wichtigen Disziplin in den meisten Ländern in hohem Grade vernachlässigt wird.

Wozu nützt uns der gediegene Unterricht, den wir während der medizinischen Vorstudien dank ausgezeichneter Lehrer und wohlgeordneter Laboratorienkurse erhalten? Die Erfahrung zeigt, daß die Grundprinzipien der analytischen Chemie nach kurzer Zeit in einer so trüben Erinnerung sich befinden, daß man ohne jegliches Bedenken in einer Mixtur eine Säure mit einem Alkali, Alkalien mit Alkaloiden usw. zusammenmischt.

Um das alles verstehen zu können, wollen wir versuchen, ein Bild des Entwickelungsganges zu geben, den der Durchschnittsarzt gewöhnlich durchmacht, nachdem er die Universität verlassen hat.

Unter dem Einfluß seiner Lehrer in Pharmakologie und klinischer Medizin nimmt der junge Arzt gewöhnlich einige gute einfache Rezeptformeln mit sich. Im Anfang seiner medizinischen Tätigkeit macht sich also noch der Einfluß der Lehrer vorteilhaft geltend. Die Rezeptformeln sind einfach und relativ rationell.

Nun folgt die Periode, in der der Arzt seinen Arzneischatz erweitern will. Da er nun aber nicht zum selbständigen pharmokologischen Denken betreffs der Auswahl und der Zusammenstellung von Arzneimitteln erzogen ist, wird er gezwungen, seine Zuflucht in den Rezepttaschenbüchern zu suchen. Hier findet er Krankheiten beziehungsweise Symptome in alphabetischer Reihe aufgestellt, und das ist sehr bequem. Die Quantität der lockenden Vorschläge ist aber gewöhnlich ebenso groß, wie ihre Qualität minderwertig ist.

Jetzt kommt die Periode der Selbständigkeit. Der Arzt glaubt schon auf einer festen Basis zu stehen und fängt an, eigene Rezeptformeln zu verfassen. Das, was der Sachverständige dann zwischen den Zeilen lesen kann, ist, daß der Ordinator gleichzeitig auf mehrere Symptome einzuwirken versucht. Er will z. B. einen Kranken behandeln, der an Herzfehler, Anämie, Verstopfung und Migräne leidet. Da er die einzelnen Mittel kennt, die für die Behandlung dieser Störungen angewandt werden, mischt er sie ganz einfach in eine und dieselbe Mixtur zusammen. So kommen Mischungen vor, die Säuren, Salze, Alkaloide und Gerbsäuren enthalten. Gewöhnlich wird der Effekt des Ganzen dann noch durch Hinzugabe irgendeiner Süßigkeit als Geschmackkorrigens gehoben. So entsteht eine dicke Suppe mit Klößchen, die ihrem Koch und dessen Ingenium keine besondere Ehre macht. Man könnte nur wünschen, daß er selbst ein einziges Mal sein Gericht verzehren müßte. Es wäre sicher für ihn eine ganz lehrreiche Kur.

Sehr zu beklagen ist auch der Umstand, daß der Arzt selten oder niemals Gelegenheit hat, seine Arzneimischungen zu sehen, zu riechen und zu kosten. Sein Werk würde ihn dann häufig in Staunen versetzen.

Der Pharmakologe C. Binz hat hervorgehoben, daß die Rezeptur früher einen bedeutenden Platz im klinischen Unterricht einnahm. »So wie der Unterricht in der Rezeptur aber heutzutage stattfindet, muß der Kranke es einem guten Geschicke danken, wenn die Verordnung ihn nicht dem Tode weiht.«

Er macht weiter folgenden Vorschlag: »Die schriftliche Verordnung muß also auch in der Schule des Lebens, d. h. in der Klinik und Poliklinik geübt werden, so gut wie das Untersuchen des Kranken und das Diagnosestellen. Das kann der Pharmakologe nicht lehren, denn es fehlt ihm der nachdrückliche und erzieherische Ernst, den das examiniert werden des Praktikanten in Gegenwart des Patienten mit sich bringt.«

Hiermit ist aber diese wichtige Frage noch lange nicht erschöpft. Die Ursachen der Rezeptursünden liegen nämlich nicht nur in einem mangelnden Unterricht. Auch die Lehrbücher der Arzneiverordnungslehre behandeln die Rezeptur viel zu stiefmütterlich. Wir haben keinen Mangel an ausgezeichneten Lehrbüchern in der Arzneiverordnungslehre, zusammengestellt sowohl mit Rücksicht auf die Wirkungen und Dosierung der Arzneimittel, ihren klinischen Wert usw. Die chemischen und technischen Gesichtspunkte in bezug auf verschiedene Mischungen der Arzneimittel sind aber meistens ganz vernachlässigt. Wir bekommen keine richtige Vorstellung weder von den chemischen Eigenschaften der Arzneimittel, noch von den Bedingungen, unter welchen sie miteinander gemischt werden dürfen.

Das Kapitel von den unverträglichen Arzneimitteln ist in der Tat schwer aus Büchern zu lernen. Um eine Rezepturtechnik beherrschen zu können, die Ansprüche machen kann, korrekt und modern genannt zu werden, müssen wir vor allem die Mittel kennen, die wir anwenden wollen. Wir müssen sie sehen, riechen und kosten, sowie in vitro ihre Reaktionen kennen lernen.

Die Erfahrung zeigt, daß sowohl bedeutende, wie wenig bedeutende Ärzte in allen Ländern Sünden gegen die elementarsten Gesetze der Chemie beinahe täglich begehen. Nicht einmal sonst vortreffliche Rezepthandbücher sind frei von solchen Fehlern.

Die Rezeptformeln der jetzigen Ärztegeneration beweisen, daß unsere sonst so ausgezeichnet ausgebildeten Ärzte in bezug auf die Rezepturkunst nicht auf der Höhe stehen. Dies müssen wir mit oder gegen unseren Willen zugeben.

Nur durch eine energisch durchgeführte praktische Reform in bezug auf einen zweckmäßigen, den Ansprüchen der jetzigen Ärztegeneration entsprechenden Unterricht können wir uns dem Ziele einen Schritt nähern. Die Verantwortung für die Realisation dieser Reform fällt auf diejenigen, welche Macht und Mittel dazu haben.

Allgemeines über die Dosierung von Arzneimitteln.

Bei der Bestimmung der einzelnen Dosen für die Arzneimittel stellt man zunächst Versuche an Tieren an und macht dann genaue Beobachtungen über die Wirkungen verschiedener Mengen der betr. Mittel an Menschen.

In praktischer Hinsicht unterscheiden wir drei Arten von Dosen:

1. die Mittelgabe (Dosis medicinalis, media) für einen erwachsenen Menschen (S. 106).

2. die toxische Gabe (Dosis toxica), welche Giftwirkungen hervorruft.

3. die tödliche Gabe (Dosis letalis), die den Tod herbeiführt.

Am wichtigsten ist die Bestimmung der Mittelgabe. Ihre Größe ist vor allem vom Alter, Gewicht und dem allgemeinen Zustande des Kranken abhängig. Besonders in bezug auf kleine Kinder muß man bei der Kalkule der Dosen sehr vorsichtig sein.

Für die Berechnung der Dosen für Kinder sind verschiedene Skalen und Formeln ausgearbeitet worden. Keine von diesen ist jedoch fehlerfrei, sondern kann leicht verhängnisvollle Irrtümer verursachen. In zweifelhaften Fällen ist es daher immer am besten, ein Handbuch anzuwenden, wo die richtigen Mengen der Arzneimittel für das spezielle Alter angegeben sind. In bezug auf Kinder sollen wir im allgemeinen die Dosen lieber zu klein als zu groß wählen. Dasselbe gilt auch für zarte Frauen und für das Greisenalter.

Wir sprechen von einer refrakten Dosis, wenn die Menge eines Mittels so klein ist, daß nur ein Teil der Wirkung eintritt. Wenn sich die volle Wirkung entfaltet, sprechen wir von einer vollen Gabe (Dosis plena).

Da eine einzelne Dosis häufig den gewünschten Effekt nicht hervorruft, muß auch die Gesamtmenge, die pro Tag einzunehmen ist, bestimmt werden. (Dosis pro die.)

Die Größe der Tagesmenge ist sowohl von der Geschwindigkeit der Resorption als von der Elimination aus dem Körper abhängig.

Wir wählen also eine relativ kleine Dosis für solche Mittel, die leicht resorbiert werden.

Im allgemeinen werden die Arzneimittel schneller bei leerem Magen resorbiert, als nach den Mahlzeiten. Noch schneller tritt die Wirkung ein, wenn wir eine Arzneilösung direkt in die Blutbahn einführen (intravenöse Injektion).

Weiter zeigt das Experiment und die Erfahrung, daß die Wirkung eines Mittels in gelöster Form schneller eintritt, als in Substanz.

Wünschen wir, daß sich die Resorption verzögern soll, so können wir uns gewisser Zusätze bedienen, wie Gerbsäuren, Pflanzenschleime, Stärke u. dgl. (Mucilaginosa).

Einige Arzneimittel werden als subkutane Injektion oder Klysma dem Organismus zugeführt. Dabei werden die Dosen annähernd ebenso groß gewählt, als bei der Einnahme per os.

Die Maximaldosis bezeichnet die größte Menge eines giftigen Arzneimittels, die der Arzt zum inneren Gebrauche bei erwachsenen Menschen, ohne Zufügen eines Ausrufungszeichens, nicht überschreiten darf.

Die Maximaldosen sind also gewissermaßen als eine Art Warnungszeichen aufzufassen, um Schreibfehler und ähnliche Irrtümer zu entdecken und zu hindern. Die Gebrauchsanweisung muß deswegen in diesen Fällen so ausführlich sein, daß die Größe der Einzel- und Tagesgabe des giftigen Mittels aus derselben ersichtlich ist.

Wenn in einem Rezept die Maximaldose eines Giftes ohne Ausrufungszeichen überschritten ist, muß es dem Arzt vorgelegt werden, damit er entweder die Dose verkleinert oder durch ein Ausrufungszeichen zeigt, daß er die Maximaldose absichtlich überschritten hat, und daß also kein Irrtum vorliegt. In anderem Falle darf das Rezept von der Apotheke nicht verabfolgt werden.

In den meisten Pharmakopöen gibt es nur für Erwachsene Maximaldosen, nicht aber für Kinder. Diese Inkonsequenz wird damit verteidigt, daß ein Arzt nicht gezwungen werden kann, weder das Alter eines Kindes anzugeben, noch ob das Mittel überhaupt für ein Kind bestimmt ist.

Um der großen Gefahr zu entgehen, aus Versehen eine zu große Dose eines giftigen Mittels für ein kleines Kind zu verordnen, sollen wir niemals unterlassen, das Alter jedes Kindes in Monaten oder Jahren im Rezept anzugeben.

In den nordischen Ländern hat sich seit alter Zeit die gute Gewohnheit eingebürgert, bei Kindern zwar nur den Vornamen, immer aber das Alter anzugeben, wie z. B. für Anna, 2 Monate, für Robert, 3 Jahre usw., was nicht längere Zeit nimmt als den Familiennamen auszuschreiben, dem Apotheker aber die Möglichkeit gibt, eventuelle Irrtümer zu entdecken.

Die Erfahrung hat gezeigt, daß hierdurch manches Unglück verhindert werden konnte.

Die Frage über die Dosierung der verschiedenen Arzneiformen und ihre Genauigkeit werden wir in den betr. Kapiteln noch näher erörtern.

Die Aufstellung der Rezeptformel.

Das Rezept als Dokument. Dem Gesetze nach ist das Rezept die schriftliche, mit Datum und Unterschrift eines Arztes, Zahnarztes oder Tierarztes versehene Anweisung. Um Fälschungen vorzubeugen, müssen Rezepte mit Tinte geschrieben werden und dürfen nicht später geändert werden, weil es schwer zu kontrollieren ist, wer die Änderung gemacht hat.

Es kommt vor, daß die Rezepte auf Narkotika, wie z. B. Morphin von Morphinisten, und besonders Rezepte auf Spiritus in Ländern, in welchen keine Spirituosa ohne Rezept erhältlich sind, verfälscht werden. Meistens werden aber solche Urkundenfälschungen vom Apotheker entdeckt.

Das Rezeptformular. Es ist vorgekommen, daß ein Arzt einmal gezwungen war, das Rezept auf ein Stück seines Taschentuches zu schreiben. Illustrativ ist auch die Geschichte von dem

Bauern, der mit dem an die Stubentür geschriebenen Rezept zur Apotheke kam. Es kommt auch vor, daß man Rezepte auf schmutzige Papierstücke, heruntergerissene Zeitungsränder u. dgl. geschrieben sieht. Ein Sprichwort sagt, besser brotlos als ratlos. Doch ist eine derartige Verlegenheit sicher nicht geeignet, das Renommee des Arztes zu heben.

Es ist auch nötig daran zu erinnern, daß das Rezept aus verschiedenen Gründen einem Gericht vorgeführt werden kann. Jedes Rezept ist also ein Dokument, und aus Achtung vor uns selbst müssen wir auch auf eine würdige Außenform sehen. Darum sollte der Arzt stets beim Besuch eines Kranken Papier und Feder mit sich führen.

Die Rezeptformulare dürfen nicht zu klein sein. Manchmal sind beide Seiten eines kleinen Papierstückes so mit Rezepten beschrieben, daß letztere geradezu unleserlich erscheinen. Wenn man ausnahmsweise auch die Rückseite des Rezeptformulars anwenden muß, darf man nicht das Wort »verte« vergessen.

Solch übertriebene Sparsamkeit ist weder anständig, noch nötig, denn die Ausgabe für das zur Rezeptur benötigte Papier wird das Budget des Arztes niemals besonders belasten.

Beim Ausmaß des Rezeptformulars ist ferner nicht zu übersehen, dem Apotheker auch Platz für Taxierung freizulassen. Hierzu dürfte eine Marginale, etwa 2 cm breit, hinreichend erscheinen.

Rezeptformulare angemessener Größe erhält man, wenn man einen Halbbogen gewöhnlichen Aktenpapieres der Breite nach in vier Teile schneidet. Recht zweckmäßig ist es, das Rezeptformular an seinem oberen Rande mit Aufdruck des Namens, der Adresse und Sprechstunde des Arztes zu versehen. Hierzu kann ein Gummistempel als billigstes und bequemstes Mittel empfohlen werden.

Es kann dies in keiner Weise als etwa unerlaubte Reklame angesehen werden. Im Gegenteil deutet es dem Pharmazeuten manchmal eine vielleicht sonst unleserliche Unterschrift des Namens.

Die in der Rezeptur übliche Sprache. In vielen Ländern werden die von den Ärzten ausgefertigten Rezepte in lateinischer Sprache geschrieben. In dieser Weise kann der Patient auch im Auslande seine Rezepte gebrauchen. Auch ist es aus psychologischen Gründen oft wünschenswert, daß besonders ängstlich veranlagte Patienten nicht wissen, welche Mittel sie einnehmen. Mancher von ihnen ist nämlich so von Vorurteilen eingenommen, daß er gerade an diejenigen Mittel, die ihm vielleicht am besten bekommen würden, nicht glaubt, oder er bildet sich ein, diese

Mittel nicht zu vertragen. Dies sieht man besonders in bezug auf Opiumpräparate. Aus diesem Grunde ist es auch manchmal angezeigt, nicht die offizinellen Namen der Pharmakopoe anzuwenden, sondern sich synonymer Bezeichnungen zu bedienen. So kann man z. B. statt Tinctura opii — Tinctura thebaica, statt Liquor Kalii arsenicosi — Solutio Fowleri usw. schreiben.

Die Handschrift. Es ist nicht ungewöhnlich Rezeptformeln zu sehen, welche aus stenographierten Hieroglyphen mit Tintenflecken bestehen. Die Ziffern sind manchmal undeutlich oder vollkommen unleserlich. Eine 3 kann man ebensogut als 5, eine schlecht geschriebene 2 als 8 lesen usw. Geradezu verhängnisvoll kann es sein, wenn wir eine 0 vergessen; dadurch würde die Dosis 10mal stärker werden, als wir beabsichtigten.

Um solche Rezeptformeln zu dechiffrieren, muß manchmal das ganze Personal der Apotheke konferieren.

Wohl haben gewisse Abkürzungen in den Rezepten mit der Zeit sich eingebürgert.

Abkürzungen in Rezeptformeln. Die bei den verschiedenen Arzneiformeln üblichen Abkürzungen sollen in den betr. Kapiteln erwähnt werden. Hier sollen nur die sonst gewöhnlichen Abkürzungen genannt werden.

Tabelle 1.

aa	ana	zu gleichen Teilen.
ad scat.	ad scatulam	in eine Schachtel.
ad us. prop.	ad usum proprium	zu eignem Gebrauch.
» vitr.	» vitrum	in eine Flasche.
» » ampl.	» » amplum	in weithalsige Flasche.
» » gutt.	» » guttatum	in eine Tropfflasche.
D. s. s. ven.	detur sub signo veneni	mit Giftetikette abzugeben.
f. l. a.	fiant lege artis	nach den Regeln der Kunst zu bereiten.
f. ope	» ope	mit Hilfe — — zu bereiten.
gtt.	gutta (ae)	Tropfen.
obd.	obduce	überziehen (Pillen).
q. s.	quantum satis	hinreichend.
rep.	repetatur	nochmals zu bereiten.

Übrigens dürfen Abkürzungen selbstverständlich nicht Mißverständnisse verursachen, wie z. B. das Wort Hydr.

Bedeutet dies Hydrargyrum
Hydrogenium oder Hydras?

Meistens kann ja der Apotheker die Absicht des Arztes aus der übrigen Verordnung verstehen. Unsere Rezeptformeln müssen aber in allen Kleinigkeiten so klar abgefaßt sein, daß sie gar keine Veranlassung zu Vermutungen irgendwelcher Art geben können.

Wenn wir mehrere Rezeptformeln auf ein und derselben Seite eines Rezeptformulars schreiben wollen, müssen diese durch irgend ein Zeichen getrennt sein.

Die Arzneiform. Zunächst müssen wir die passendste Arzneiform auswählen. Dabei sollen wir auch die ökonomischen Verhältnisse des Kranken berücksichtigen. Zu dieser Frage werden wir später zurückkommen (S. 24).

Die Menge der Arznei. Viele Arzneimittel wie Infuse, Dekokte, Emulsionen, Alkaloidlösungen usw. sind wenig haltbar und sollen deshalb, besonders in der warmen Jahreszeit, nur in kleinen Mengen verordnet werden. Auch stark wirkende Mittel, wie Opium, Morphin, Kodein u. dgl. sollen stets nur in kleinen Mengen verabreicht werden. Wo Kinder vorhanden sind, müssen solche starkwirkende Arzneimittel immer verschlossen aufbewahrt werden. Übriggebliebene Reste sollen auch gleich weggeworfen werden, da sonst leicht Unglücksfälle eintreten können, wie die Erfahrung zeigt.

Bei der Berechnung der Gesamtmenge der Arznei sollen wir auch daran denken, dem Apotheker so wenig wie möglich Mühe zu verursachen. Deswegen versuchen wir die Gesamtmenge immer in abgerundeten Zahlen anzugeben. Für 10 Eßlöffel à 15 g wird z. B. die Gesamtmenge 150 g. Dieses bezeichnen wir so, daß wir die Wassermenge mit ad verschreiben:

R. Natr. bromat. 10,0
Sir. Aurant. 15,0
Aq. destill. ad 150,0
M. D. S.

Daraus ersehen wir sofort, daß 15 g = 1 Eßlöffel 1 g Bromnatrium enthält.

Die Kontrolle über die Dosen ist dann sowohl für den Arzt, als für den Apotheker möglichst einfach. Außerdem erleichtert es die Bereitung der Arznei, sowie die Taxierung.

Die Bezeichnung 1 : 10 bedeutet 1 Teil + 9 Teile.

Die Auswahl der Arzneimittel. Bei der Auswahl der Arzneimittel müssen wir vor allem wissen, was wir wollen. Die Indikationen müssen uns ganz klar vorliegen.

Wir sollen auch einen bestimmten Plan verfolgen, besonders wenn wir auf mehrere Symptome einzuwirken suchen. Es ist ganz ausgeschlossen, alle Ziele auf einmal dadurch zu erreichen, daß wir z. B. in einer und derselben Mixtur eine Menge Ingredienzien mischen, die sich vielleicht in chemischer Hinsicht gar nicht vertragen. In solchen Fällen lassen wir den Kranken die verschiedenen Mittel zu verschiedenen Zeiten einnehmen, und zwar mit so großen Zeitintervallen, daß wir annehmen können, die Wirkung des ersten Mittels sei eingetreten, ehe der Kranke das folgende einnimmt. Nur in einer so angeordneten Medikation kann man Vernunft und Logik spüren.

Um persönliche praktische Erfahrungen über die Wirkungen der von uns verordneten Arzneimittel gewinnen zu können, müssen unsere Mischungen möglichst einfach sein. Dann haben wir auch viel seltener Gelegenheit, Sünden gegen die Rezeptur zu begehen.

Bei der Kombinierung der einzelnen Arzneimittel müssen wir auch die chemischen Reaktionen berücksichtigen, die bei der Mischung der verschiedenen Ingredienzien entstehen können. Außerdem kommt in chemischer Hinsicht noch ein wichtiger Faktor in Betracht, nämlich die Veränderungen der Arzneimittel im Organismus durch die Einwirkung der Verdauungsflüssigkeiten, wie die Salzsäure des Magens, die Alkalien des Darminhalts usw.

Bei der Auswahl von Arzneimitteln ist es wichtig sich zu erinnern, daß es eine Reihe von Arzneimitteln gibt, die bei gewissen physiologischen und pathologischen Zuständen verhängnisvolle Folgen hervorrufen können.

So zeigt die Erfahrung, daß die Anwendung von drastischen Abführmitteln, wie Aloë, Koloquint usw. während der Gravidität zu einem künstlichen Abort führen kann.

In der Laktationsperiode sind einige Arzneimittel kontraindiziert. Besonders leicht scheint Opium in die Milch überzugehen. So ist ein Fall bekannt, wo eine stillende Frau während drei Tagen Opiumtinktur eingenommen hatte. Einen Tag später wurde das Kind zweimal angelegt und starb nach kurzem infolge Opiumvergiftung. Viele Todesfälle sind bekannt, wo der Säugling nur ganz minimale Mengen Opium erhalten hatte (Lewin).

Auch Arsen geht in die Milch über und kann beim Säugling tödliche Vergiftung verursachen. Eine säugende Frau bekam sechs Tage Arsen 0,008 pro die. In der Milch ließ sich dabei 0,001 % Arsen nachweisen (Lewin).

Nachteilige Wirkungen während der Laktation üben außerdem noch die Drastica, Secale, Belladonna, Brom- und Jodkalium aus. Besonders Jodismus tritt relativ schnell bei dem Säugling auf.

Das Greisenalter wieder ist ziemlich empfindlich für Chloralhydrat.

Weiter ist Morphin bei Herzfehlern mit Hydrops und Salizylsäure bei Albuminurie zu vermeiden, weil die Nieren dadurch geschädigt werden können.

Ebenso soll man bei Magenkrankheiten solche Arzneimittel vermeiden, welche die Magenschleimhaut reizen, wie Bals. Copaivae, Chloralhydrat usw.

Wiederum gibt es eine Menge von Arzneimitteln, nach deren Gebrauch spezifische Krankheitssymptome vorkommen können, die man aber nicht der Krankheit, sondern dem betreffenden Mittel zuschreiben muß. Diese sogenannten Nebenwirkungen zeigen sich aber nicht bei jedem Kranken, sondern nur bei dafür disponierten Individuen.

Die Nebenwirkungen treten oft als Hautexantheme auf. Dabei äußern sie sich einmal als einfaches Erythem, in anderen Fällen haben sie ein Urticariaartiges Aussehen, in wieder anderen erinnern sie so stark an Masern oder Scharlach, daß es nicht ungewöhnlich ist, daß besonders der junge Arzt in dieser Hinsicht diagnostische Irrtümer begeht.

Unter den Mitteln, die am häufigsten Nebenwirkungen ausüben, sollen folgende besonders hervorgehoben werden:

Antipyretika: die Salizylpräparate: Acid. salicyl., Aspirin, Natr. salicyl., Salipyrin und Salol.

Balsamika: Bals. Copaiv., Kreosot, Ol. Santali, — Terebinth.

Narcotika: Chloralhydrat, Veronal u. a.

Antiseptika: Acid. carbol., Jodoform u. a.

Diese Nebenwirkungen hören in den meisten Fällen sofort beim Aussetzen des Mittels auf.

Außer den Hautexanthemen kommen viele Nebenwirkungen in bezug auf die verschiedenen Organe bei prädisponierten Patienten vor.

Verwandt mit diesen Erscheinungen ist die Überempfindlichkeit gegen gewisse Nahrungs- und Arzeimittel, die Idiosynkrasie genannt wird. Es gibt Individuen, die beim Genuß von Krebsen, Erdbeeren, Anis, Zimt usw. Erbrechen, Durchfälle, Hautausschläge usw. bekommen.

Eine ähnliche Überempfindlichkeit kommt auch in bezug auf gewisse Arzneimittel, wie Chinin, Morphin u. a. vor. Während der Arbeiter in den Chininfabriken sehr große Mengen Chinin verträgt, reagieren Individuen mit Idiosynkrasie schon bei den kleinsten Mengen davon mit einer ganzen Reihe von Krankheitssymptomen.

Auch gegen Kokain und Adrenalin zeigen gewisse Menschen Idiosynkrasie.

Die Idiosynkrasien scheinen meistens angeboren zu sein und bestehen während des ganzen Lebens.

Bei der Wahl der Arzneimittel ist noch zu berücksichtigen, daß die Wirkungen der Arzneimittel, wenn diese während längerer Zeit gebraucht werden, immer schwächer werden. Der Organismus scheint sich also allmählich an die Mittel zu gewöhnen.

Eine derartige Gewöhnung kommt besonders bei den Narkotika vor. Im Anfang führen noch relativ kleine Mengen dieser Mittel den Schlaf herbei. Nach einer Zeit müssen aber die Dosen immer mehr verstärkt werden. Schließlich kann der Fall eintreten, daß sogar die Maximaldosen überschritten werden müssen, um eine Wirkung zu erzielen. In dieser Weise entsteht der Morphinismus, der Kokainismus, der Veronalismus u. a.

Eine ähnliche Gewöhnung tritt auch bei vielen Mitteln auf, die gegen Kopfschmerzen angewandt werden, wie Antipyrin, Migränin, Pyramidon u. a.

Dieselbe Beobachtung kann man öfters auch in bezug auf die Abführmittel machen. Bei einem Obstipierten wirken anfangs noch relativ milde Mittel wie Frangula, Rhabarber, Senna, Rhizinusöl usw. Wenn aber nicht eine passende Diät vorgeschrieben wird, so gewöhnt sich der Organismus derartig an diese Mittel, daß immer stärkere angewandt werden müssen, und schließlich üben auch diese nicht mehr eine genügende Wirkung aus.

Eigentümlich ist auch die Gewöhnung an Arsen. Die sogenannten Arsenesser können Dosen bis zu 0,5 g zu sich nehmen, ohne Vergiftungssymptome aufzuweisen. Die Maximaldosis ist wie bekannt nur 0,005.

Reihenfolge der Arzneimittel. Bei der Verschreibung zusammengesetzter Arzneimittel ordnet man sie am zweckmäßigsten ihrem Arzneiwert nach. Zunächst kommt also das Hauptmittel (Basis), dann folgt das Unterstützungsmittel (Adjuvans), mit dem eventuellen Verbesserungsmittel (Korrigens) und am Schlusse kommt das gestaltgebende Vehikel (Konstituens), welches in Mixturen gewöhnlich Wasser, in Pulvern Zucker, Soda usw. ist. In einfachen Mischungen, wie z. B. in Salzlösungen, können Adjuvans und Korrigens fehlen.

Die passendste Zeit für die Einnahme von Arzneimitteln. Um den therapeutischen Effekt der Arzneimittel möglichst auszunutzen, müssen wir die Zeit der Einnahme genau bestimmen.

Soll ein Mittel auf die Sekretion des Magens einwirken, so ist es am besten, dasselbe nüchtern, also vor dem Essen, einzunehmen (Amara usw.).

Dasselbe Prinzip sollen wir auch verfolgen, wenn wir auf die Schleimhaut des Darmes einwirken wollen. Deswegen geben wir schleimlösende Mittel (»Karlsbader Wasser«) u. dgl. nüchtern.

Da die Einwirkung auf die Darmparasiten am stärksten ist, wenn diese nicht von einem zu reichlichen Darminhalt geschützt sind, ist es vorteilhaft, eine Bandwurmkur, besonders bei Obstipation, mit einem milden Laxativ einzuleiten.

Wenn wir eine zu schnelle Resorption der Arzneimittel hindern wollen, so ist es am besten, daß die Mittel mit der Nahrung gemischt werden. So geben wir z. B. Präparate von Eisen, Arsen, Wismut u. dgl. während oder kurz nach der Mahlzeit.

Für solche Mittel, die eine reizende Wirkung auf die Schleimhaut des Verdauungskanals ausüben, wie z. B. Präparate von Arsen, Eisen, Quecksilber u. dgl. und die gewöhnlich während längerer Zeit gebraucht werden sollen, wählen wir am besten die einzelnen Dosen relativ klein, wiederholen sie aber häufiger.

Soll ein Mittel während der verschiedenen Phasen der Verdauung seine Wirkung entfalten, wie z. B. Salzsäure bei Hypacidität oder Anacidität, so ist es am besten, dieselbe alle $^1/_4$ oder $^1/_2$ Stunden in den ersten Stunden nach der Mahlzeit zu nehmen.

In bezug auf Fiebermittel ist zu beachten, daß es leichter ist auf eine sinkende, als eine steigende Temperatur einzuwirken. Deswegen werden die Antipyretica hauptsächlich am Abend verordnet.

Die Erfahrung zeigt auch, daß Schlafmittel am kräftigsten wirken, wenn sie kurz vor dem Schlafengehen eingenommen werden. Es ist viel besser, die einzelne Dosis von Hypnotika relativ groß zu wählen, so daß eine Wirkung sicher eintritt. Dagegen soll man sie nicht jeden Abend verordnen, weil dadurch viel leichter Gewöhnung an das Mittel eintritt und die Wirkung infolgedessen immer schwächer wird.

Alle derartigen Umstände sind zu beachten, wenn wir den Kranken über die Einnahme der Arzneimittel unterrichten. Wir sollen auch nicht vergessen, diese Verordnungen schriftlich abzugeben, denn auf das Gedächtnis eines kranken Menschen kann man sich gar nicht verlassen.

Die Anweisung für den Pharmazeuten auf dem Rezept, in bezug auf die Einnahme der Arznei, soll möglichst kurz, aber genau sein, so daß sie nicht mißverstanden werden kann.

Die Gebrauchsanweisung »nach Bericht« soll besonders bei differenten Mitteln vermieden werden, weil es dann für den Apotheker unmöglich ist die Dosierung zu kontrollieren.

Wenn wir die Gebrauchsanweisung so ausführlich geben wollen, daß der Raum des Signaturs nicht dazu ausreicht, so schreiben wir die Verordnung für den Patienten auf ein besonderes Papier und können in diesem Fall das Rezept mit dem Vermerk »nach Bericht« versehen.

Schluß der Rezeptformel. Nach der Rezeptformel folgt die Gebrauchsanweisung für den Patienten. Diese müssen wir möglichst genau ausschreiben. Wir müssen angeben, wie oft die Arznei einzunehmen ist, ob vor, während oder nach der Mahlzeit, sowie mit welchen Mitteln (Wasser, Zucker usw.) sie einzunehmen ist.

Dann folgt der Name des Patienten, sowie bei kleinen Kindern das Alter. Bei ganz kleinen Kindern muß das Alter in Monaten oder Wochen angegeben werden. Schließlich folgen Ort und Datum, sowie der Name des Arztes.

In dringenden Fällen, wenn der Kranke sehr schnell eine Arznei braucht, versehen wir die Rezeptformel mit dem Wort »cito«. Das bedeutet, daß der Apotheker das Rezept sofort anfertigen muß. Diesen Ausweg sollen wir aber selbstverständlich nur in Ausnahmefällen anwenden.

Es muß für uns eine Ehrensache sein, darauf zu sehen, daß jedes Rezept, das aus unseren Händen kommt, in jeder Hinsicht ein Ausdruck klarer Überlegung ist. Wir dürfen durch Undeutlichkeit keinen Anlaß zu Vermutungen von Seite des Apothekers geben und dadurch verhängnisvollen Irrtümern die Tore öffnen. Wir müssen es zur Regel ohne Ausnahme machen, niemals ein Rezept auszuliefern, ohne es durchgelesen und besonders die Dosen kontrolliert zu haben.

Fehlen ist menschlich. Ein derartiger Leichtsinn aber, wie ihn viele Ärzte in bezug auf ihre Rezeptformel zeigen, ist ganz unverzeihlich.

Pharmacopoea economica.

Bei der Auswahl der Arzneimittel müssen wir nicht nur den ökonomischen Verhältnissen der weniger bemittelten Kranken Rechnung tragen, sondern auch dafür sorgen, daß wir das Budget der öffentlichen Anstalten und Kassen nicht unnütz belästigen. Wenn wir das Rezept für unbemittelte Kranke mit dem Vermerk pro paupere (p. p.) versehen, so gewährt der Apotheker ihm eine gewisse Preisermäßigung. Auch für öffentliche Anstalten und Kassen kann eine Ermäßigung für gelieferte Arzneien auf mindestens 10 % gewährt werden.

Die Erfahrung wird jedem Arzt lehren, daß Personen, die den Arzt nicht selbst zu bezahlen brauchen, ihn häufig, ohne wirklich krank zu sein, besuchen. Es kommt also nicht selten vor, daß er bei derartigen Patienten keine objektiven Symptome nachweisen kann. In diesen Fällen soll er versuchen, außer diätetischen und physikalisch-therapeutischen Maßnahmen, wie Umschläge, lokale Bäder, Massage usw. nur möglichst einfache Arzneimittel, sogenannte Handverkaufsartikel zu verordnen.

Außer der offizinellen Medizinaltaxe, nach welcher die Preise aller als Rezepte vorgeschriebenen Arzneimittel berechnet werden, gibt es nämlich eine billigere Handverkaufstaxe der Apotheker für indifferente Mittel, die auch ohne Rezept verkauft werden können. Im letztgenannten Falle werden die Mittel, nur einzeln für sich, nicht in Mischungen, geliefert. Die Mittel, die im Handverkauf abgegeben werden dürfen, werden noch deswegen billiger, weil die Kosten für die spezielle Rezepturarbeit wie Dispensation usw. dabei fortfallen.

In einigen Städten gibt es außerdem noch eine sogenannte Vorzugstaxe für Armen- und Krankenkassen. Diese enthält die Preise nicht nur für Handverkaufsartikel, sondern auch für gewisse differente Mittel, die als Rezepte verschrieben werden müssen.

Die Verordnung von Handverkaufsartikeln soll in der Landessprache, nicht lateinisch abgegeben werden. Um Irrtümern vorzubeugen sollen wir nicht vergessen, die Gebrauchsanweisung dem Patienten schriftlich zu übergeben und uns durchaus nicht auf sein Gedächtnis verlassen, denn die tägliche Erfahrung zeigt, daß er fast alles vergißt. Dann orientiert er sich bei dem Pharmazeuten oder Drogisten, wie die Arznei angewandt werden soll, und diese sind selbstverständlich keine Sachkundigen. In der Weise entstehen manchmal grobe Mißverständnisse.

Ist es durchaus nötig ein Rezept zu verschreiben, so sollen wir in akuten Fällen wenn möglich nur ein Arzneimittel auf einmal und in der kleinsten möglichen Menge verordnen. Bei der Behandlung von chronischen Kranken wird es dagegen billiger auf einmal eine etwas größere Arzneimenge zu verschreiben.

Handverkaufsartikel. Wir werden hier die für die Kassenpraxis wichtigsten Handverkaufsartikel angeben, sowie die Mengen, in welchen diese für gewöhnlich verordnet werden.

1. *Vegetabilische Drogen.* Blüten, Blätter, Kräuter und Rinden werden in Mengen von 10—30 g, Wurzeln 30—50 g und Spezies 50—100 g verordnet. Anstatt die teueren Dekokte und Infuse aus diesen Drogen in der Apotheke herstellen zu lassen, gibt man dem Patienten die nötige Gebrauchsanweisung schriftlich, so daß er die Arznei selbst zu Hause bereiten kann.

2. *Linimente und Öle.*

Olea pro usu interno (30—50 g): Ol. Jecoris Aselli, Lebertran; Ol. Ricini, Rizinusöl.

Olea pro usu externo (20—30 g): Ol. camphoratum, Kampferöl; Ol. Chloroformii (50 %), Chloroformöl; Ol. Terebinthinae rect., gereinigtes Terpentinöl.

Olea pro clysmate (100—150 g): Ol. Sesami, Sesamöl.

Linimente (20—30 g): Liniment. ammon., flüchtiges Liniment; Liniment. Calcis, Kalkliniment; Liniment. sapon. camphor, Opodeldok.

3. *Pflaster.* Empl. adhaesiv., Heftpflaster.

4. *Pulver.* Pulvis Liquir. comp., Brustpulver (Laxans); Pulvis Magnesiae cum Rheo, Kinderpulver.

5. *Salze.* Acid. acetylosalicyl., Acetylsalizylsäure; Acid. boric., Borsäure; Alumen, Alaun; Kal. bromat., Bromkalium; Kal. chlorat., Kaliumchlorat; Kal. jodat., Jodkalium; Magnes. carbon., Kohlensaures Magnesium; Magnes. oxydat., gebrannte Magnesia; Magnes. sulfur., Bittersalz; Sal Carolin. fact., künstliches Karlsbader Salz.

6. *Mineralwässer.* Die künstlichen Mineralwässer sind bedeutend billiger als die natürlichen und leisten gutes. Noch billiger sind die Mineralsalze, die der Patient selbst in Wasser löst.

7. *Salben und Pasten* (15—30 g). Ungt. Acidi borici, Borsalbe; Ungt. Diachylon, Hebrasche Salbe; Ungt. sulfur., Wilkinsons Salbe; Ungt. Zinci, Zinksalbe; Pasta Zinci, Lassarsche Paste.

8. *Tinkturen* (10—15 g). Spiritus aethereus, Ätherweingeist; Tinct. Absinthii, Wermuttropfen; Tinct. amara, bittere Tinktur; Tinct. Chinae, Chinatinktur; Tinct. Ferri chlor. aether., Ätherische Chloreisentinktur; Tinct. Ferri pomati, Apfelsaure Eisentinktur; Tinct. Valerianae, Baldriantinktur; Tinct. Valerianae aether., Ätherische Baldriantinktur.

Statt Alcohol absolut. verordnet man Spiritus (50—100 g). Kognak wird als »deutsch« verschrieben.

9. *Verbandstoffe* werden in den kleinsten möglichen Mengen verordnet.

10. *Desinfizientien.* Formalin, Karbolsäure, Lysol usw. läßt man den Patienten selbst verdünnen, soll aber nicht vergessen schriftlich die nötige Gebrauchsanweisung zu geben.

Haushaltsartikel. Einige Mittel, die zu therapeutischen Zwecken gebraucht werden, sind fast in jedem Haushalt vorrätig, wie Salz, Essig, Speiseöl usw.

Aus Kartoffeln, Leinsamen, Hafergrütze usw. läßt man Breiumschläge bereiten, weil sie als Rezepte verordnet, zu kostspielig werden.

Billige Arzneiformen in der Rezeptur. Da man im Handverkauf entweder nur einfache indifferente Arzneimittel verschreiben darf, oder solche Mischungen von denselben, die im Arzneibuch enthalten sind, müssen sämtliche übrigen Arzneimittel sowie ihre Mischungen als Rezepte verordnet werden. Wir werden zunächst die billigsten dieser Arzneiformen behandeln.

Mixturen (150—200 g, für Kinder 70—100 g). Für die schlechtschmeckende Salmiakmixtur empfiehlt sich ein Zusatz von Succ. Liquiritiae (5 %).

Chininsalze löst man am besten in Aqu. dest. und Aqu. Cinnamomi aa.

Wenn Geschmackskorrigentien nicht vermieden werden können, wie z. B. manchmal bei kleinen Kindern, so verschreibt man folgende, die am billigsten werden: Sirupus simplex, sowie die aromatischen Tinkturen, wie Tinct. Auratii, — Cinnamomi usw., die nur in kleinen Mengen hinzugefügt werden brauchen (etwa 3 %).

Pillen (50—100 St.). Pillen eignen sich besonders für chronisch Kranke, die während längere Zeit eine wirksame Sustanz in kleinen Mengen einnehmen müssen. Da die Bereitung von Pillen bis 50 St. 40 Pfg. und für jede weiteren 50 St. 20 Pfg. kostet, soll man die Menge der Pillen auf 50 oder 100 St. festsetzen.

Pulver. Am billigsten werden die unabgeteilten Pulver mit dem Vermerk D. ad chartam. Wenn abgeteilte Pulver (bei differenten Mitteln) durchaus nötig sind, verschreibt man sie in doppelter Stärke, und läßt den Kranken auf einmal nur die Hälfte einnehmen, wodurch die Kosten für die Verteilung in der Apotheke um die Hälfte reduziert werden. Übrigens werden abgeteilte Pulver viel teurer als Pillen.

50 abgeteilte Pulver à 5 Pfg. + 20 Pfg. Mischung kosten nämlich Mk. 2,70, 50 Pillen dagegen nur 40 Pfg.

Salben. Als billige Salbengrundlagen sind Adeps suillus, Vaselin. flav., Ungt. molle (Vaselin, Lanolin aa), Eucerin usw. zu empfehlen.

Teuere Arzneiformen. Zu vermeiden sind noch folgende Arzneizubereitungen: Eleosacchara, Emulsionen, Extrakte, Dekokte, Infusionen, Saturationen, Pillenüberzüge, Überzuckerungen, Oblaten, Kapseln, Tabletten, Suppositorien usw., deren Bereitung mit hohen Arbeitspreisen verbunden ist.

Teuere Arzneimittel. Unter diesen sind vor allem die Organo-therapeutischen, die organ. Eisen- und die Nährpräparate, sowie die meisten neuen Spezialpräparate mit wortgeschützten Namen zu nennen.

Außerdem

Adalin	Ol. Rosae
Argentum colloidale	» Santali
Codein. phosphor.	Pyramidon
Dionin	Sajodin
Extr. Hydrastis fluid.	Tannigen
Guajacol	Thiocol
Jodothyrin	Validol
Mesotan	Veronal.

Was den Taxpreis anbetrifft, so gibt es in besonderen Fällen gewisse Erniedrigungen, wie z. B. für solche Rezepte, die als Magistralformeln verschrieben werden. Derartige Kombinationen hält der Apotheker öfters vorrätig und liefert sie dann billiger an die Kassen. Häufig werden zu diesem Zwecke die Formulae magistrales Berolinenses angewandt. In diesen gibt es eine Menge fertiger Mischungen, bei denen der Arzt nicht nötig hat, die einzelne Ingredienzen aufzuzählen. Er braucht sie nur mit den in den Formeln vorkommenden Bezeichnungen zu versehen. So enthält

Mixtura Pepsini

R.	Pepsini	5,0
	Acid. hydrochlor. dil.	2,0
	Tinct. Aurant.	5,0
	Sir. simpl.	20,0
	Aq. destill.	ad 200,0

M. D. S.
Zweistündlich einen Eßlöffel voll.

Pasta aseptica.

R.	Acid. salicyl.	0,5
	Acid. boric.	5,0
	Zinci oxyd. crudi	10,0
	Unguenti neutral.	ad 50,0

M. f. ung. D. S.
Äußerlich.

In bezug auf den Preis der Arzneimittel ist noch daran zu erinnern, daß es Mittel mit geschützten Namen gibt. Wenn wir diese mit dem Strukturnamen bezeichnen, wird der Preis billiger.

»Wortgeschützte« Arzneimittel.

Tabelle 2.

Geschützter Name:	Strukturname:
Antipyrin	Pyrazolonum phenyl-dimethylicum
Aspirin	Acidum acetylo-salicylicum
Collargol	Argentum colloidale
Dermatol	Bismutum subgallicum
Diuretin	Theobromininum-Natrium salicylicum
Duotal	Guajacolum carbonicum
Kreosotal	Kreosotum carbonicum
Lactophenin	Lactylphenetidinum
Medinal	Natrium diaetylbarbituricum
Protargol	Argentum proteinicum
Salipyrin	Pyrazolonum phenyl-dimethylicum salicylicum
Urotropin	Hexamethylen-tetraminum
Veronal	Acidum diaethylbarbituricum.

Es ist nötig, zu wissen, daß es vorgekommen ist, daß der Apotheker für verschiedene Präparate Ersatzmittel substituierte. Es ist auch vorgekommen, daß der Apotheker ein Mittel, das er nicht vorrätig hatte, durch ein ähnlich wirkendes ersetzte. Ein derartiges Verfahren ist aber nur nach Vereinbarung mit dem ordinierenden Arzt erlaubt.

Ein Ersatz eines Arzneimittels mit geschütztem Namen durch ein Substitut ist dem Gesetz nach strafbar.

Gewichts- und Preisgrenzen der Arzneigefäße. Bei der Verordnung von Flüssigkeiten, Salben und Pulvern soll man immer die Totalmenge der Arznei so berechnen, daß sie den Preisgrenzen für Gläser, Töpfe und Schachteln entspricht.

Wenn wir z. B. verschreiben:

R. Kalii bromati 6,0
Tinct. Aurantii 1,0
Aq. destill. ad 100,0
M.D.S.

so kostet die Flasche 45 Pfg. (bis zu 100 g).

Schreiben wir dagegen:

R. Kalii bromati 6,0
Tinct. Aurantii 1,0
Aq. destill. 100,0
M.D.S.

so kostet die Flasche 60 Pfg., weil die Gesamtmenge 100 g übersteigt.

Dasselbe gilt von Salben und Pulvern.

Die Gefäßgrenzen sind am besten dadurch innezuhalten, daß man die Totalmenge der Arznei mit ad bezeichnet. Ad kommt dann vor die Menge des Konstituens.

Gefäßpreise nach der staatlichen Arzneitaxe 1918.

Gläser	Runde oder eckige	Mit Glasstöpseln	Tropfgläser
Bis zu 50,0 Inhalt das Stück	35 Pfg.	bis 15 = 90 Pfg.	bis 15 = 65 Pfg.
Von mehr als			
50,0 bis zu 100,0 das Stück	45 »	» 100 = 1,— M.	» 50 = 75 »
100,0 » » 200,0 » »	60 »	» 200 = 1,30 »	» 100 = 90 »
200,0 » » 300,0 » »	75 »	» 500 = 1,70 »	
300,0 » » 400,0 » »	1,— M.		
400,0 » » 500,0 » »	1,20 »		
500,0 für je 500,0 mehr	60 Pfg.		

Kruken	graue oder gelbe	weiße
Bis zu 50,0 Inhalt das Stück . .	20 Pfg.	20 Pfg.
Von mehr als		
50,0 bis zu 100,0 das Stück . .	25 »	35 »
100,0 » » 200,0 » » . .	40 »	65 »
200,0 » » 300,0 » » . .	70 »	1,— M.
300,0 » » 400,0 » » . .	70 »	1,30 »
400,0 » » 500,0 » » . .	70 »	1,50 »
500,0 für je 500,0 mehr	60 »	

Man soll nicht vergessen dem Kranken zu sagen, daß der Apotheker bei Zusendung von reinen Gläsern, Kruken oder Schachteln den vollen Preis für diese abrechnen muß.

Schließlich ist noch daran zu erinnern, daß bei der Verordnung zur Nachtzeit (10—6 Uhr) seitens des Apothekers eine besondere Gebühr von 50 Pfg. erhoben wird.

Die Taxierung von Rezepten.

Der Hauptsache nach sollte jeder Arzt wissen, wie Rezepte im allgemeinen in der Apotheke taxiert werden. Wir werden deshalb die gewöhnlichen Arbeitspreise, sowie einige Beispiele über die Taxierung von einigen gewöhnlichen Arzneiformeln anführen.

Pauschalpreise.

Abkochung inkl. Wasser		40 Pfg.
Aufguß, Auszug » »		40 »
Auflösung » »		35 »
Dispensation (Kork, Tektur, Aufschrift)		15 »
Emulsion		40 »
Kapseln inkl. Füllen	à	10 »
Mischung von Flüssigkeiten		10 »
Paste, Salbe		40 »
Pastillen bis zu 10 Stück		50 »
für jede weiteren 10 Stück		30 »
Pflaster		40 »
Pillen bis 50 Stück		40 »
jede weiteren 50 Stück		20 »
Pulver, abgeteilte	à	5 »
Pulvermischung		20 »
Suppositorien bis zu 3 Stück		40 »
jedes weiteres Stück		10 »

Beispiele. Da die Preise der Ingredienzien und Gefäße in der Taxe zu verschiedenen Zeiten immer wechseln, werden dieselben hier nicht angeführt.

Tropfen.

R. Tinct. Strophanti	— Pfg.	
Tinct. Valerian. aether.	— »	
M.D.S.	10 »	Mischung
	15 »	Dispensation
	25 Pfg.	Arbeitspreis.

Mixtur.

R.	Kalii bromati 10,0	— Pfg.	
	Tinct. Aurant. 20,0	— »	
	Aq. destill. ad 150,0	— »	
	M.D.S.	35 »	Auflösung
		15 »	Dispensation
		50 Pfg.	Arbeitspreis.

Pulver.

R.	Codein. phosphor. 0,03	— Pfg.	
	Sacch. Lactis 0,40	— »	
	M. f. pulv. d. t. d. Nr. 15 S.	20 »	Mischung
	5 × 10 =	50 »	Abteilung
		15 »	Dispensation
		85 Pfg.	Arbeitspreis.

Tabletten.

R.	Antipyrini 0,5	— Pfg.	
	M. f. tabl. d. t. d. Nr. 20 S.		
	20 Pastillen 50 + 30	80 »	Abteilung
		15 »	Dispensation
		95 Pfg.	Arbeitspreis.

Oblaten.

R.	Chinin. hydrochlor.	— Pfg.	
	d. t. d. Nr. 15 in caps. amyl. S.		
	15 Kapseln à 10	1.50 »	Abteilung
		15 »	Dispensation
		1.65 Pfg.	Arbeitspreis.

Paste.

R.	Zinci oxyd.	— Pfg.	
	Talci	— »	
	Lanolini	— »	
	Vaselini aa 10,0	— »	
	M. f. pasta. D. S.	40 »	Paste
		15 »	Dispensation
		55 Pfg.	Arbeitspreis.

Gesetzliche Vorschriften.

Einige der wichtigsten gesetzlichen Bestimmungen über die Rezeptur muß jeder Arzt kennen.

Fehlerhaft geschriebene Rezepte. Es ist dem Apotheker untersagt, von dem Rezepte überhaupt abzuweichen. Er darf weder Zusätze machen, noch überhaupt irgendwelche Änderungen in der Zusammensetzung der Rezeptformel vornehmen.

Ist ein Rezept unleserlich oder ein Irrtum ganz sinnfällig, wie z. B. wenn die Maximaldosis für ein Gift, ohne Hinzufügen eines Ausrufungszeichens, überschritten worden ist, oder wenn die Verordnung aus irgendeinem Grunde nicht ausgeführt werden kann, muß der Apotheker sich an den betreffenden Arzt wegen Berichtigung wenden.

Das Iteraturgesetz. Die Arzneimittel und die Mengen derselben, die ohne ein schriftliches mit Datum und Unterschrift versehenes Rezept eines Arztes, Zahnarztes oder Tierarztes von der Apotheke nicht verabfolgt oder wiederholt werden dürfen, unterliegen in den verschiedenen Ländern ganz speziellen gesetzlichen Bestimmungen, die in vielen Hinsichten schwer verständlich sind. In Deutschland gibt es eine Reihe derartiger Verordnungen, aus welchen das Wichtigste hier mitgeteilt werden soll.

Die Mittel, die ohne jedesmal erneuerte schriftliche Verordnung zum inneren Gebrauche verboten sind, sind folgende:

Äthylenpräparate, Amylenum hydratum, Chloralum formamidatum, Chloralum hydratum, Cocainum und deren Salze, Paraldehydum, Sulfonalum, Trionalum, Urethanum, Veronalum.

Ohne erneuerte ärztliche Anweisung ist die wiederholte Abgabe von Morphin oder dessen Salzen nur gestattet, wenn diese Substanzen nicht als einfache Lösungen oder Verreibungen, sondern als Zusatz zu anderen Arzneien verordnet sind, und der Gesamtgehalt der Arznei an diesen Mitteln 0,03 nicht übersteigt. Dasselbe gilt von Heroin und dessen Salze, wenn die Gesamtmenge der Arznei an diesen Giften 0,015 nicht übersteigt.

Weiter gibt es eine Reihe von Arzneimitteln, deren wiederholte Abgabe zum inneren Gebrauche ohne erneuerte ärztliche Anweisung nur gestattet ist, wenn die Wiederholung in der ursprünglichen Anweisung für zulässig erklärt ist mit dem Vermerk, wie oft und bis zu welchem Zeitpunkte sie stattfinden darf oder wenn die Einzelgabe aus der Anweisung ersichtlich ist und deren Gehalt die Gewichtsmenge nicht übersteigt, die hier unten angeführt werden soll.

Die Einzelgabe darf nicht mehr betragen als die Maximaldose für diejenigen Mittel, für welche solche festgesetzt sind (siehe Tabelle 12, S. 108).

Die Einzelgabe darf von folgenden Arzneimitteln nicht mehr betragen als:

0,001	g	für	Aconitinum, Derivate und Salze
0,005	»	»	Amylium nitrosum
0,01	»	»	Brucin und Salze
0,001	»	»	Colchicinum
0,001	»	»	Coniinum und Salze
0,005	»	»	Emetinum und Salze
0,01	»	»	Extr. Cannabis Indicae
0,5	»	»	Extr. Hydrastis
1,5	»	»	Extr. Hydrastis fluid.
0,3	»	»	Extr. Ipecacuanhae
0,2	»	»	Extr. Scillae
0,2	»	»	Extr. Secalis cornuti
1,0	»	»	Extr. Secalis cornuti fluid.
0,1	»	»	Extr. Stramonii
2,0	»	»	Natr. salicyl.
0,001	»	»	Nitroglycerinum
0,001	»	»	Picrotoxinum
1,0	»	»	Radix Ipecacuanhae
20,0	»	»	Rhizoma Filicis
1,0	»	»	Secale cornutum
0,3	»	»	Semen Colchici
0,5	»	»	Thallinum und Salze
1,0	»	»	Tinctura Belladonnae
1,0	»	»	» Ipecacuanhae
2,0	»	»	» Scillae
2,0	»	»	Vinum Colchici
2,0	»	»	» stibiatum.

Schließlich ist daran zu erinnern, daß die wiederholte Abgabe von allen diesen Arzneimitteln nicht gestattet ist, wenn der Arzt auf dem Rezept den Vermerk »Ne repetatur« gemacht hat.

Flaschen und Signaturen. Die zum innern Gebrauch verordneten flüssigen Arzneien dürfen nur in runden Gläsern mit Zetteln von weißer Grundfarbe, die zum äußerlichen Gebrauch verordneten flüssigen Arzneien dagegen nur in sechseckigen Gläsern, an welchen drei nebeneinander liegende Flächen glatt und die übrigen mit Längsrippen versehen sind, mit Zetteln von roter Grundfarbe abgegeben werden.

Flüssige Arzneien, welche durch die Einwirkung des Lichtes verändert werden, sind in gelbbraun gefärbten Gläsern abzugeben.

Verträge zwischen dem Arzt und dem Apotheker. Es ist dem Apotheker untersagt, mit einem Arzt einen Vertrag über die Zuwendung von Arzneimitteln zu schließen oder Arzneien zu bereiten, deren Bestandteile durch erdichtete, unverständliche Ausdrücke bezeichnet sind.

Auch der Ersatz wortgeschützter Arzneimittel ist dem Gesetze nach strafbar.

Was wieder die Verwechslung von Arzneimitteln in der Apotheke betrifft, so ist der Apotheker dafür verantwortlich.

Übersicht über die wichtigsten Gruppen offizineller Drogen und Präparate*.

I. Drogen: Adeps, Fett; Balsama, Balsame; Cortices, Rinden; Flores, Blüten; Folia, Blätter; Fructus, Früchte; Gummi, Gummisubstanzen; Gummiresinae, Gummiharze; Herbae, Kräuter; Ligna, Hölzer; Olea, Öle; Radices, Wurzeln; Rhizomata, Wurzelstöcke; Sebum, Talg; Semina, Samen; Tubera, Knollen.

Von diesen Rohdrogen werden einige, wie Rinden, Blüten, Blätter, Kräuter usw. als Tee, eine der billigsten Verordnungsformen, angewandt.

Aus den meisten Rohdrogen werden jedoch vermittelst spezieller pharmakotechnischer Operationen Präparate dargestellt, von denen die am häufigsten angewandten Gruppen hier angeführt werden sollen.

II. Galenische Präparate: Aceta, Essige. Außer dem gewöhnlichen Essig (Acetum) und dem Holzessig (Acetum pyrolignosum) gibt es Essigarten, die durch Behandlung von Drogen mit verdünntem Essig, unter Zusatz von Weingeist, gewonnen werden (Acetum Sabadillae, Sabadillessig, — Scillae, Meerzwiebelessig).

Aquae destillatae. Die destillierten oder aromatischen Wässer sind Lösungen oder Mischungen von flüchtigen Pflanzenstoffen und Wasser (Aqua Amygdalarum amararum, Bittermandelwasser).

Electuaria, Latwergen, sind brei- oder teigförmige Arzneizubereitungen, die meist aus Mischungen von pulverförmigen Drogen mit Sirup, Honig, Mus usw. bestehen (Electuarium e Senna, Sennalatwerge; enthält Tamarindenmus).

* Die Arzneiformen, die später erwähnt werden sollen, sind von dieser Übersicht ausgeschlossen.

Elixiria, Elixiere, enthalten weingeistige Auszüge aus Extrakten, Ölen, oder Gewürzen (Elixir Aurantii compositus, Pomeranzenelixier; auf Xereswein bereitet).

Extracta, Extrakte, sind konzentrierte Auszüge aus Pflanzendrogen, die meistens unter Zusatz von Weingeist bereitet werden. Ihre Benennungen rühren von ihrer Konsistenz her.

Extracta fluida, Fluidextrakte, sind flüssig und werden in der Weise hergestellt, daß 1 g Extrakt 1 g der lufttrockenen Droge entspricht.

Extracta tenuia, dünne Extrakte, sollen Honigkonsistenz besitzen. Sie werden mit Äther (Extractum Filicis) oder Ätherweingeist (Extractum Cubebarum) bereitet.

Extracta spissa, dicke Extrakte, sollen eine so feste Konsistenz besitzen, daß sie erkaltet sich nicht gießen lassen.

Extracta sicca, trockene Extrakte, sind pulverförmig und dienen zur Bereitung und Pulvern und Pillen.

Liquores, Lösungen, enthalten meist salzartige oder flüssige Substanzen, in Wasser gelöst (Liquor Aluminii acetico-tartarici). Physiologische Kochsalzlösung heißt offizinell: Solutio Natrii chlorati physiologica.

Mucilagines, Schleime, offizinell sind nur Mucilago Gummi arabici, Gummischleim und Mucilago Salep, Salepschleim.

Sirupi, Sirupe, sind dickflüssige Lösungen von Zucker (etwa 60 %) in Wasser, die öfters Zusätze von wohlschmeckenden Drogen enthalten und als Geschmackkorrigentien angewandt werden (Sirupus Cerasorum, Kirschensirup, — Cinnamomi, Zimtsirup, — Rubi Idaei, Himbeersirup).

Spirituosa medicata werden entweder durch Destillation von Drogen mit Weingeist (Spiritus Juniperi, Wacholderspiritus, — Lavendulae, Lavendelspiritus) oder durch einfaches Lösen von Drogen bereitet (Spiritus camphoratus, Kampferspiritus). Unter den medizinischen Spirituosen sind Spiritus = Weingeist mit 91—90 Volumprozent, Spiritus dilutus = verdünnter Weingeist mit 69—68 Volumprozent, Spiritus e Vino = Kognak, mit mindestens 38 Volumprozent Alkohol, und schließlich Alkohol absolutus, absoluter Alkohol mit etwa 99 Volumprozent Alkohol zu nennen.

Tincturae, Tinkturen, stellen meistens weingeistige Auszüge aus Drogen dar und werden in der Weise bereitet, daß die Arzneistoffe während einer Woche bei Zimmertemperatur unter Umschütteln ausgezogen und nachher filtriert werden. Die große Mehrzahl der Tinkturen wird zu innerlichen Zwecken gebraucht. Die ätherischen Tinkturen werden in ähnlicher Weise, unter Zusatz von Äther bereitet (Tinctura Valerianae aetherea).

Vina medicata, **medizinische Weine**, sind meistens Auszüge von Drogen mit Xereswein (Vinum Chinae, Chinawein; — Condurango, Kondurangowein). Der Kampferwein (Vinum camphoratum) besteht aus 2 % Kampfer, in Weißwein emulgiert.

III. Chemische Präparate: Während die galenischen Präparate häufig aus Mischungen von den aus den betreffenden Drogen gewonnenen Arzneistoffen bestehen, enthalten die chemischen Präparate meistens nur die reinen wirksamen Bestandteile der Drogen, wie Alkaloide, Glykoside u. dgl. oder sie bestehen aus rein dargestellten Salzen, Säuren usw.

IV. Serologische und bakteriologische Präparate: Zu dieser Gruppe gehören die Sera, wie Diphtherie-Heilserum, Tetanus-Serum, Tuberkulin usw.

Feste Arzneiformen.

Pulveres, Pulver*.

Pulverförmige Substanzen werden sowohl für innerliche als für äußerliche Zwecke angewandt und können im allgemeinen als unabgeteilt verschrieben werden. Wenn das Pulver differente Mittel zum inneren Gebrauch enthält, wird es als dispensiert verschrieben, wobei einzelne gleich große Pulver abgewogen werden.

Unabgeteilte oder Schachtelpulver. Für äußerliche Zwecke als Zahnpulver, Streupulver, zum Einblasen in die Nase, ins Ohr, in den Rachen, sowie zur Bereitung von Gurgelwässern, Augenwässern usw. werden einfache Pulver oder Pulvermischungen angewandt.

Salizylstreupulver (offizinell).

R.	Acid. salicyl.	3,0
	Amyli Tritici	10,0
	Talci	87,0
	M. f. pulv.	

Ein gutes einfaches Zahnpulver ist Pulvis dentifricius albus (nach der Vorschrift des Ergänzungsbuches zum D. A. B. V.), welches auch im Handverkauf erhältlich ist.

R.	Calc. carbon.	ad 100,0
	Magnes. carbon.	24,0
	Ol. menth. pip.	0,5
	M. f. pulv.	

* Die Verkürzung D.A.B. V bedeutet Deutsches Arzneibuch, 5. Ausgabe, 1910.

Pulver für innerliche Zwecke, die nicht exakt dosiert zu werden brauchen, wie z. B. Brustpulver, Brausepulver, Karlsbadersalz, Bittersalz, Magnesia usw. können unabgeteilt verordnet werden. Der Billigkeit wegen verschreibt man auch Mischungen von indifferenten pulverförmigen Substanzen zum inneren Gebrauch als unabgeteilt. Der Patient mißt dann selbst die jedesmal einzunehmende Menge ab, wobei die Dose als ein Teelöffel, ein gestrichener Teelöffel voll, eine Messerspitze usw. angegeben wird.

Eine Messerspitze ist eine sehr wechselnde Dose und diese Verordnungsweise ist deshalb zu vermeiden.

Die Dosengröße für Teelöffel hängt selbstverständlich von der Größe des Löffels ab. Außerdem wechselt die Dose je nachdem, ob wir das Pulver teelöffelweise oder als ein gestrichener Teelöffel verordnen. Ein gestrichener Teelöffel ist genauer dosiert als wenn man den Löffel mehr oder weniger gehäuft füllt.

Hinsichtlich der Dosen von pulverförmigen Substanzen kommen noch ihre wechselnde Volumgewichte in Betracht.

Wir geben hier die Mittelzahlen der Teelöffelgewichte in g für die gewöhnlichsten in Pulvermischungen vorkommenden einfachen Stoffe an:

Substanz	Gestr. Teelöffel	Teelöffel
Acid. boric.	2	3
Acid. tannic.	0,5	0,7
Bism. subnitr..	2	3
Bism. subsalicyl.	1	1,5
Borax pulver..	2	3
Ferr. oxyd. sacchar..	2	3
Kal. brom. pulver.	4	6
Kal. chloric.	4	6
Kal. jodat. pulver.	6	8
Magnesia usta	0,3	0,4
Magnes. carbon..	0,4	0,6
Magnes. sulfur.	3	5
Natr. bicarbon.	3	5
Natr. bromat..	5	8
Natr. chlorat.	4	6
Natr. jodat..	7	10
Natr. salicyl.	1	1,5
Natr. sulfur. sicc.	4	6
Pulvis Liquir. comp. (laxans)	2	2,5
Pulvis magnesiae cum Rheo	1	1,5
Rhiz. Rhei pulver.	2	2,5
Saccarum et — Lactis.	2,5	3,5
Sal. Carolin. factit.	3,5	5,5

Im allgemeinen wiegt ein gestrichener Teelöffel von:

Magnesia, Tannin	etwa	0,4	g
Salizylsalze (Natr. Bism.)	»	1	»
Zucker und Salze	»	3	»
Brom- und Chlorsalze	»	4	»
Jodsalze	»	6	»

Eine Messerspitze soll ungefähr die Hälfte eines gestrichenen Teelöffels betragen.

Beispiele von unabgeteilten Pulvern zu inneren Zwecken:

R. Ferr. oxyd. sacch. 15,0
Sacchari 10,0
M. f. pulv. D. S.

Dreimal täglich eine Messerspitze nach dem Essen.

R. Rad. Rhei 5,0
Magnes. ustae
Eleos. Menth. pip. aa 15,0
M. f. pulv. D. ad vitr. ampl. S.

Abends ein Teelöffel voll zu nehmen.

Unabgeteilte Pulver können in Papiersäcken (D. ad chartam), Schachteln (D. ad scatulam) oder Gläsern, z. B. mit Holzverschluß (D. ad vitr. operculat.) verabfolgt werden.

Für hygroskopische Substanzen, wie Bromsalze und flüchtige Stoffe, wie Eleosacchara, bedient man sich am besten Pulvergläser.

Dispensierte Pulver. Für Pulver zu inneren Zwecken ist eine genaue Dosierung erwünscht, wenn es sich um differente Mittel handelt. In solchen Fällen werden die Pulver in fertig abgewogenen Mengen verordnet.

Über die Dosierung. In Krankenhäusern, wo man Gelegenheit hat, den Gesundheitszustand der Patienten während längerer Zeit zu verfolgen, und den wirklichen oder eingebildeten Effekt der Arzneien zu beobachten, sieht man nicht selten, daß die Wirkungen gewisser Arzneien ausbleiben, wo sie hätten eintreten müssen.

Dies kann selbstverständlich von verschiedenen Umständen abhängig sein. Doch ist die Möglichkeit nicht ausgeschlossen, daß die eingenommenen Arzneien einmal eine kleinere Menge wirksame Substanz enthielten als verordnet war, oder die wirksame Substanz fehlte ganz. In diesem Falle wäre die Dosierung sehr ungleich gewesen.

Wenn wir an Pulver und Pillen denken, die z. B. narkotische Alkaloide oder Extr. Belladonnae, — Hyoscyami, — Opii u. dgl. in Dosen zu einigen cg oder mg enthalten, so ist es leicht möglich, daß die einzelnen Pulver und Pillen nicht genau die verordente Menge wirksamer Substanz enthielten.

Um dieses zu kontrollieren, habe ich einige Versuche vorgenommen, die hier kurz erwähnt werden sollen.

Die Zusammensetzung der Versuchspulver wurde so gewählt, daß die Dosierung relativ kompliziert war. Die Absicht bestand nämlich darin, zu erfahren, ob die Dosierung genau war oder nicht.

Die Pulver waren aus 2 Substanztypen zusammengesetzt, nämlich aus einer wirksamen und einer indifferenten Substanz. Als wirksame Substanz wurde Kalium oder Natrium carbon. pur. sicc., Natr. chlorat. oder Acid. citric. gewählt, weil diese Substanzen auch in ganz kleinen Mengen sich leicht und genau vermittels der maßanalytischen Methode nachweisen lassen. Als Typus für einen indifferenten Stoff wurde pulverisierter Zucker genommen, der in Wasser leicht löslich ist und die chemischen Reaktionen nicht stört.

Verschiedene Mengen dieser Stoffe wurden während verschiedener Zeit in derselben Art und Weise gemischt, wie diese Operation in den Apotheken gewöhnlich vorgenommen wird. Bei der Dispensation wurden Fehler vermieden. Also enthielt jedes Pulver die beabsichtigte Gesamtmenge der Mischung.

Aus diesen Versuchen geht hervor, daß, wenn man die Mischung der Ingredienzien nur kurze Zeit und ohne besondere Sorgfalt ausführt, es vorkommen kann, nicht nur daß einzelne Pulver ganz inexakt dosiert sind, sondern auch im schlimmsten Fall, daß in einzelnen Pulvern gar keine wirksame Substanz nachzuweisen ist.

Da nun diese Laboratoriumsversuche zeigten, daß man bei der Dosierung von Pulvern mit zahlreichen Fehlerquellen zu rechnen hat, auch wenn die Mischung in Ruhe ausgeführt wird und Fehler bei der Dispensation vermieden werden, ist es gewiß von Interesse zu erfahren, wie und in welchem Maße diese Fehlerquellen auf die Rezepturarbeit in den Apotheken einwirken.

Zu diesem Zwecke wurden Rezepte von Pulvern verschrieben, analog denen, die bei den oben erwähnten Laboratoriumsuntersuchungen zur Anwendung kamen.

Durch die gütige Mitwirkung zahlreicher Kollegen wurden derartige Pulverserien aus etwa 190 größeren und kleineren Apotheken in Finnland, Schweden, Norwegen, Dänemark, Deutschland und Rußland zusammengebracht.

Bei der Untersuchung wurde zunächst die Totalmenge der einzelnen Pulver abgewogen. Die Titrierung geschah in derselben Weise wie bei den Laboratoriumsversuchen.

Es soll gleich hervorgehoben werden, daß die Resultate nur in ganz wenigen Fällen befriedigend waren.

Sehr wechselnd waren sogar die Totalmengen der einzelnen Pulver in einer und derselben Serie. Es kam sogar nicht selten vor, daß einzelne Pulver um das doppelte schwerer waren als andere. Daß die Dosierung der wirksamen Substanz dementsprechend ungenau war, ist selbstverständlich.

Ein Unterschied in bezug auf die verschiedenen Länder ließ sich nicht nachweisen. Überall kamen ziemlich große Fehler vor.

Nun ist es ja klar, daß man aus solchen Untersuchungen keine Berechtigung hat, zu weitgehende Schlüsse in Hinsicht auf die Qualität der Rezepturarbeit im allgemeinen zu ziehen. Dazu war die Zahl der Pulverserien viel zu klein. Jedenfalls dürfte man aber nicht sehr irre gehen, wenn man behauptet, daß die Rezepturarbeit in den Apotheken, wie sie in den verschiedenen Ländern heutzutage ausgeführt wird, nicht ganz auf der Höhe steht.

Kobert hebt hervor, daß die Dispensierung von Pulvern in mehreren Ländern nach dem Augenmaße, also ohne Anwendung einer Wage, vorgenommen wird.

Wir sehen also, daß die Frage einer genauen Dosierung von Pulvern noch in unserer Zeit einen ziemlich antediluvianischen Standpunkt einnimmt.

Eine effektive Kontrolle von verabreichten Arzneien ist mit großen praktischen Schwierigkeiten verbunden.

In einigen Ländern gibt es größere Apotheken, bei denen spezielle Kontrollanten angestellt sind. Diese wachen darüber, daß größere Irrtümer in bezug auf die Expedition nicht passieren, daß die Arzneien mit richtigen Signaturen versehen werden, daß sie an richtige Personen ausgeliefert werden, daß Pillen rund sind, daß die Zahl der Pillen und Pulver richtig ist u. dgl. Auch kommt es vor, daß einmal die Menge der einzelnen Pulver nachgewogen wird. Hierdurch ist aber noch nicht viel gewonnen.

Um die in den Apotheken verabreichten Arzneien genau zu kontrollieren, müßten selbstverständlich Analysen und Wägungen ausgeführt werden, zu welchen die tägliche Arbeit nicht die nötige Zeit gibt.

Es ist auch vorgeschlagen worden, daß durch die Fürsorge des Staates eine Kontrolle über die Rezeptur ausgeübt werden sollte. Auch dieser Vorschlag dürfte wohl aber noch lange eine Utopie bleiben.

So wie die Verhältnisse sich jetzt gestalten, kann man nur die Hoffnung hegen, daß passende praktische Kurse in pharmazeutischer Technik sowohl für den Pharmazeuten, als für den Kandidaten der Medizin an den betreffenden Lehranstalten obligatorisch eingeführt werden.

Erst wenn der Arzt lernt, seine Rezeptformeln korrekt abzufassen, erst wenn jeder Pharmazeut sich bewußt wird, daß er die Verantwortung für die Gesundheit und das Leben seiner Mitmenschen trägt, erst wenn es für ihn eine Gewissenssache wird, genug Zeit und Mühe der Bereitung von Arzneien zu widmen, auch wenn er unter Hochdruck arbeitet, erst dann und nur dadurch kann die Dosierung der Arzneien befriedigend werden.

Vermehrungssubstanzen und Geschmackskorrigentien für Pulver. Wenn die Gesamtmenge des Einzelpulvers 0,1 g oder weniger beträgt, fügt man eine Vermehrungssubstanz bis etwa 0,5 g hinzu.

Als derartige Vermehrungssubstanzen eignen sich Saccharum, Saccharum Lactis, Natrium bicarbonicum, Pulv. gummosus usw.

Will man das Einnehmen von schlechtschmeckenden Pulvern erleichtern, fügt man als Vermehrungssubstanz irgend ein Eleosaccharum hinzu. Diese enthalten einen Tropfen ätherisches Öl auf 2 g pulverisierten Zucker. Am häufigsten angewandt sind Eleosaccharum Anisi, — Citri, — Foeniculi, — Menthae piperitae usw.

Als wohlschmeckende Vermehrungssubstanzen, besonders für Kinder, empfehlen sich auch Vanillezucker (Sacch. Vanillae), Schokolade (Pasta Cacao sacch. mit etwa 50 % Zucker), Lakritzenextrakt (Succus Liquir.) usw.

Alle diese Vermehrungssubstanzen und Geschmackskorrigentien können auch für unabgeteilte Pulver angewandt werden.

Viele Kinder nehmen Pulver im allgemeinen und besonders wenn sie schlecht schmecken, ungern ein. Wegen der Schwierigkeit sie zu schlucken, können Oblaten oder Gelatinekapseln bei ihnen kaum zur Verwendung kommen. In solchen Fällen bedient man sich eines kleinen Betrugs. Ohne dem Kinde davon zu sagen, mischt man das Pulver mit einem Teelöffel feinen Zuckers, eingekochten Beeren usw. In der Weise kann man sein Ziel meistens leicht erreichen. Bei Pillen ist diese Methode nicht zu empfehlen. Wenn das Kind nämlich die Pille entdeckt, so bekommt es manchmal eine langdauernde Antipathie gegen Zucker, eingemachte Beeren usw. Sonst werden schlecht schmeckende oder riechende Arzneimittel am besten als Kapseln verordnet.

Unverträgliche Pulvermischungen. Einige von den gewöhnlichsten Substanzen, die als Pulver verordnet werden, besitzen die Eigenschaft, bei der Mischung mit gewissen anderen Substanzen feuchte Massen oder sogar Flüssigkeiten zu bilden. Zu diesen gehören viele Antipyretika, Antiseptika und Hypnotika. Bei der Mischung anderer trockener Stoffe, die besonders als Zahnpulver oder zum Gurgeln angewandt werden, tritt Explosion ein. Dabei können sich Unglücksfälle ereignen, wie wir aus der Literatur erfahren können.

Diese Kalamitäten sind vielen Ärzten unbekannt, und so kommen in der Praxis nicht selten Pulvermischungen vor, die in der Apotheke gar nicht oder nur mit großer Gefahr hergestellt werden dürfen.

Da diese wichtige Frage in den den Ärzten zu Gebote stehenden Hand- und Lehrbüchern gar nicht oder recht stiefmütterlich behandelt ist, müssen wir derselben unsere besondere Aufmerksamkeit schenken.

Zunächst sollen einige eigene Versuche erwähnt werden.

Pulvermischungen, die als Pulver oder Oblaten nicht verschrieben werden dürfen.

Tabelle 3.

Substanzen	Dosen	Mischung:
Antifebrin Antipyrin	0,3 1,0	Anfangs trocken. Am folgenden Morgen eine ölige Masse.
Antifebrin Chloralhydrat	0,3 1,0	Schon beim Mischen eine ölige Masse.
Antifebrin Resorcin	0,3 0,5	Anfangs eine feuchte, später eine ölige Masse.
Antifebrin Thymol	0,3 0,1	Anfangs feucht. Am folgenden Morgen bröckelige Masse. Später braune Flecken an der Oberfläche.
Aspirin Natr. bicarbon.	1,0 1,0	Erst eine feuchte Masse, fließt dann zu braunen Ballen zusammen.
Antipyrin Chloralhydrat	1,0 1,0	Erst trocken. Am folgenden Morgen eine feuchte Masse.
Antipyrin Natr. salicyl.	1,0 1,0	Erst feucht. Am folgenden Tage eine ölige Masse.
Antipyrin Resorcin	1,0 0,5	Fließt beim Mischen zu einer plastischen Masse zusammen, die sich beliebig formen läßt.
Antipyrin Natr. bicarbon.	1,0 1,0	Feuchte Masse mit schwachem essigartigem Geruch.
Camphora Chloralhydrat	0,1 1,0	Eine Flüssigkeit.
Camphora β Naphtol	0,1 0,1	Eine Flüssigkeit.
Camphora Resorcin	0,1 0,5	Eine ölige, schmierige Masse.
Camphora Salol	0,1 1,0	Erst eine Flüssigkeit, später eine ölige Masse.

Substanzen	Dosen	Mischung:
Camphora Thymol	0,1 0,1	Eine Flüssigkeit.
Chloralhydrat Menthol	1,0 0,3	Eine Flüssigkeit.
Chloralhydrat Natr. salicyl.	1,0 1,0	Erst trocken, dann eine feuchte bröckelige Masse.
Chloralhydrat Kal. bromat.	0,5 1,0	Erst eine feuchte, später eine bröckelige Masse.
Chloralhydrat Phenacetin	1,0 0,5	Eine flüssige Masse.
Chloralhydrat Sulfonal	0,5 1,0	Eine feuchte Masse.
Chloralhydrat Pyramidon	1,0 0,5	Erst eine flüssige Masse, später eine dicke ölige Flüssigkeit.
Chloralhydrat Salol	1,0 1,0	Eine Flüssigkeit.
Chloralhydrat Salipyrin	1,0 1,0	Eine Flüssigkeit.
Chloralhydrat Thymol	1,0 0,1	Eine feuchte Masse.
Kal. bromat. Calomel	1,0 0,2	Anfangs unverändert, später dunkel gefärbt (Merkurobromid).
Natr. bromat. Lupulin	1,0 0,5	Eine feuchte Masse.
β Naphtol Antipyrin	0,1 1,0	Eine feuchte Masse.
β Naphtol Menthol	0,1 0,3	Eine Flüssigkeit.
Salol Menthol	1,0 0,3	Eine flüssige Masse.
Salol Thymol	1,0 0,1	Eine flüssige Masse.
Pyramidon Resorcin	1,0 0,5	Erst eine feuchte Masse, später eine dicke ölige Flüssigkeit.
Resorcin Menthol	0,5 0,3	Eine flüssige Masse.
Resorcin Terpinhydrat	0,5 0,3	Erst trocken, später feuchte Ballen.

Resumé über unverträgliche Pulvermischungen. Die Arzneimittel, welche in Mischungen flüssige oder ölige Massen bilden, sind hauptsächlich folgende:

Antifebrin	mit	Antipyrin, Chloralhydrat, Resorcin.
Aspirin	»	Soda.
Antipyrin	»	Chloralhydrat, Natr. salicyl., Resorcin, Soda.
Kampfer	»	Thymol, Chloralhydrat, β-Naphtol, Resorcin, Salol.
Chloralhydrat	»	Menthol, Natr. salicyl., Bromkalium, Phenazetin, Sulfonal, Pyramidon, Salol, Salipyrin, Thymol.
Salol	»	Menthol, Thymol.
Resorcin	»	Pyramidon, Menthol, Terpenhydrat.

Unter explosible Pulvermischungen sind folgende zu nennen:

Kalium chloricum } + Acid. tannic.
» hypermangananicum } + Carbo ligni. (Siehe S. 105.)

Kalomel kann mit Saccharum in Sublimat übergehen und statt Zucker muß man deshalb immer Sacch. Lactis, Milchzucker verschreiben.

Aufstellung der Formel. Man bestimmt zunächst die einzelnen Ingredienzien sowie ihre Gewichte pro dosi und die Anzahl der Pulver, was in folgender Weise bezeichnet wird:

Miscetur fiat. pulvis dentur tales doses Nr. — S.
M. f. pulv. d. t. d. Nr. — S.

Um die Arbeit für den Apotheker zu erleichtern, soll man bei dispensierten Pulvern, wenn möglich abgerundete Zahlen angeben. Wenn wir also für 6 oder 8 Tage à 3 Pulver verordnen, werden wir nicht etwa 18 oder 24 Pulver verschreiben, sondern 20 oder 25. Dadurch wird die Ausrechnung der Totalmenge sowie die Taxierung wesentlich einfacher.

R. Pulv. ipec. opiat. 0,2
Eleos. Anis. 0,3
M. f. pulv. d. t. d. Nr. 15 S.
3 mal täglich ein Pulver nach dem Essen.

Capsulae, Kapseln.

Capsulae amylaceae, Oblatenkapseln. Für unangenehm schmeckende oder riechende Pulver kann man Stärkemehloblaten oder Gelatinekapseln verordnen. Die letztgenannten können auch zur Aufnahme gewisser flüssigen Arzneimittel dienen.

Bei Oblaten darf die Gesamtmenge des Pulvers nicht größer sein, als etwa 0,5 g, denn sonst ist es schwer, die Oblate zu schlucken. Voluminösere Pulver wie Magnesia usw. sollen deshalb vermieden werden.

R. Chinin hydrochlor. 0,3
D. t. d. Nr. 10 ad caps. amyl. S.

Bei der Einnahme werden die Oblaten vollkommen in Wasser getaucht, auf die Zunge gelegt und mit einer größeren Menge passender Flüssigkeit verschluckt. Man kann auch die Oblate trocken auf die Zunge nehmen und mit etwas Flüssigkeit schlucken. Es empfiehlt sich, den Patienten darauf aufmerksam zu machen, daß er auf die Oblate nicht beißen oder mit der Zunge nicht zu fest drücken soll, denn dann hat er selbstverständich sofort das schlechtschmeckende Pulver auf der Zunge.

Diese Verordnung ist verhältnismäßig teuer. Billiger wird es, wenn der Patient sich geschnittener Tafeloblaten oder runder Einzeloblaten bedient. Beim Einnehmen taucht man erst die Oblate einen Augenblick in Wasser ein, legt das Pulver in die Mitte und biegt die Ränder des Papiers fest darauf. So entsteht ein weiches Kügelchen.

Capsulae gelatinosae, Leimkapseln. Sie werden sowohl für feste wie für solche flüssige Arzneimittel angewandt, welche die Gelatine nicht auflösen, meistens vielleicht jedoch für schlechtschmeckende Öle, wie Ol. ricini, -Jecoris Aselli, Bandwurmmittel u. dgl. Da diese Öle gewöhnlich in größeren Mengen eingenommen werden müssen, werden die Kapseln ziemlich groß oder der Patient muß viele auf einmal einnehmen.

Ganz kleine Mengen von Arzneien kann man auch als Perlen (perlae gelatinosae) verordnen (Ol. Terebinth., — Santali usw.).

Capsulae glutoidae et geloduratae, Glutoidkapseln. Manchmal ist es notwendig darauf zu sehen, daß ein Arzneimittel nicht mit der Magenschleimhaut in Berührung kommt. Das ist der Fall bei solchen Mitteln, die vom Magen schlecht vertragen werden, wie Salizylpräparate, Chloralhydrat, Balsamika usw. In anderen Fällen soll ein Mittel erst im Darm seine Wirkung entfalten, wie Darmantiseptia, Laxantika, Bandwurmmittel usw. Zu diesem Zweck werden Glutoid- oder keratinierte Kapseln angewandt. Die Glutoidkapseln werden nach Sahlis Vorschrift aus mit Formaldehyd gehärteter Gelatine in eiförmiger Gestalt hergestellt. Diese Kapseln sollen vom künstlichen Magensaft unbeeinflußt bleiben. In einer Pankreassodalösung sollen sie dagegen leicht zerfallen.

Solche Dünndarmkapseln kommen im Handel als Capsulae geloduratae vor und werden vielfach verwandt. Es gibt Kapseln, die Aspirin 0,5, Bals. Copaivae 0,5, Chinin, hydrochlor. 0,5, Extr. Filicis 1,0, Fol. Digital. titr. 0,05, Jodipin (25 %) 1,0, Natr. salicyl. 0,5, Ol. Ricini 3,0 usw. enthalten.

Capsulae keratinatae, Hornkapseln dienen demselben Zweck wie die Glutoidkapseln. Sie werden aus Keratin, mit Zusatz von Schellack, Borax und ammoniakalischer Kolophoniumlösung bereitet.

Keratinkapseln werden u. a. häufig für Ext. Filicis bei Bandwurmkuren angewandt. Wenn man aber in Krankenhäusern den Verlauf solcher Kuren genau verfolgt, kann man nicht selten in den Fäzes der Patienten die vollkommen unveränderten keratinierten Filicinkapseln nachweisen. Dieses kommt häufiger vor in bezug auf Kapseln, die in Apotheken hergestellt, als bei solchen, die von Fabriken geliefert werden. In jedem Fall handelt es sich dabei nur um eine unrichtige Herstellungsweise.

Jedenfalls verdienen die sogen. Glutoidkapseln den Vorzug vor den keratinierten, die wohl schon als veraltet bezeichnet werden können.

Tablettae, Tabletten.

Tabletten bestehen aus trockenen, pulverförmigen Substanzen, die mittels einer besonderen Preßmaschine komprimiert werden. Sie sind in neuerer Zeit mit Recht eine beliebte Arzneiform geworden. Wenn sie richtig bereitet werden, sind sie meistens gut haltbar, sehen elegant aus und zergehen verhältnismäßig leicht in Wasser, wenn sie nicht zu alt sind.

Viele pulverförmige Arzneimittel lassen sich nicht ohne Zusatz von gewissen indifferenten Bindemitteln zu Tabletten pressen. Als solche Bindemittel werden Milchzucker, Stärke, Gummi u. dgl. verwandt. Die Auswahl der in jedem Falle passendsten Zusätze ist manchmal ein schwerer Prüfstein für den Apotheker. Eine Tablette herzustellen, ist doch noch verhältnismäßig leicht. Ob aber diese die Hauptbedingung erfüllt, die man für jede Tablette aufstellen muß, nämlich daß sie leicht zerfällt, ist eine andere Sache. In dieser Hinsicht wird in der Praxis viel gesündigt.

Einige Tablettenarten, die als frisch hergestellt leicht zerfallen, werden bei Aufbewahrung während längerer Zeit unlöslich. Ihre Wirkung ist dann illusorisch. Auch sind Fälle bekannt, wo z. B. Saloltabletten eine direkte Steinbildung zur Folge hatten. Jedenfalls müssen wir den Patienten darauf aufmerksam machen, daß er vor der Einnahme der Tabletten eine prüft. Das geschieht in der einfachen Weise, daß man die Tablette etwa 30 Minuten in einem Glas mit warmem Wasser stehen läßt. Einigemal wird das Wasser umgerührt. Wenn die Tablette in dieser Zeit nicht zerfällt, ist sie vollkommen unverwendbar.

Eine andere Schattenseite der Tabletten ist die, daß sie nicht immer exakt dosiert sind. Das kann besonders der Fall sein, wenn sie stärker wirkende Arzneimittel in sehr kleinen Mengen enthalten sollen. In solchen Fällen müssen sie durchaus quantitativ geprüft werden, ein Umstand, der wieder mit großen Schwierigkeiten verbunden ist.

Für einfache pulverförmige Substanzen, bei denen es nicht auf eine ganz genaue Dosierung ankommt, sind Tabletten eine sehr handliche Arzneiform. Für Antipyretika, Hypnotika usw. sind sie deswegen zu empfehlen.

Verwandt mit den Tabletten sind die Pastillen, Pastilli, von welchen Pastilli Santonini zu 0,05 g und Pastilli Hydrarg. bichlor. zu 0,5 und 1,0 g offizinell sind.

Spezies, Teegemische.

Als Heilmittel werden öfters Kräutergemische als Tee oder Umschläge angewendet. Wenn der Arzt solche verschreibt, soll er nicht vergessen, eine genaue schriftliche Anweisung in bezug auf die Bereitung mitzugeben. Sonst wird manchmal alles ganz verkehrt gemacht.

Einfache Teearten, die häufiger Verwendung finden, sind China- und Faulbaumrinde (Cortex Chinae, — Frangulae), Kamillen, Holunder-, Lindenblüten (Flores Chamomillae, — Sambuci, — Tiliae), Pfefferminz-, Sennes- und Bärentraubenblätter (Folia Menthae piperitae, — Sennae, — Uvae Ursi), ganze Kräuter, wie Wermut, Thymian (Herba Absinthii, — Thymi), Eibisch-, Gentianawurzel, Süßholz, Baldrian (Radix Althaeae, — Gentianae, — Liquiritiae, — Valerianae) usw.

Von zusammengesetzten Teesorten enthält D.A.B. V Spezies: — aromaticae, gewürzhafte Kräuter, — diureticae, harntreibender Tee, — emollientes, erweichende Kräuter, — laxantes, abführender Tee, — Lignorum, Holztee, — pectorales, Brusttee.

Die Zubereitungsweise der Kräutermischungen hängt von der Löslichkeit und Flüchtigkeit der wirksamen Bestandteile ab.

Blumen, Blätter und ganze Kräuter enthalten meistens ätherische Öle, die flüchtig sind. Man läßt sie mit kochendem Wasser eine Zeitlang ziehen, gerade wie man gewöhnlichen Tee bereitet. Dann gießt man die Mischung durch ein Teesieb oder durch Leinwand und läßt den Tee heiß trinken.

Enthalten Teemischungen (wie z. B. Rinden und Wurzel) Bitterstoffe oder Gerbstoffe (Eichenrinde, Cortex Quercus), müssen sie $^1/_2$ Stunde lang gekocht werden.

Wenn man nicht selbst spezielle Teemischungen zusammensetzen will, verschreibt man sie am billigsten als Handverkaufsartikel.

Pilulae, Pillen.

Als Pillen werden nur solche Substanzen verordnet, die in kleinen Mengen eingenommen werden, denn eine Pille soll im allgemeinen nur etwa 0,1 g wiegen. Wenn das Gewicht 0,2 g übersteigt, sind die Pillen meistens schon so groß, daß viele Kranke sie nicht schlucken können.

Pillen werden aus einer Masse bereitet, die anfangs etwas plastisch sein muß, um zu zylindrischen Strängen geformt werden zu können. Aus diesen Strängen werden dann die einzelnen Pillen vermittels der Pillenmaschine geschnitten. Später müssen die Pillen etwas härter werden, damit sie ihre runde Form behalten. Um nicht zusammenzukleben, werden sie mit Lykopodium bestreut. Für weiße Pillen verschreibt man Talcum.

Ganz kleine Pillen (à 0,02—0,05) nennt man Granula. Sie sind aber zu verwerfen, weil die Dosierung ungenau ist.

Die wichtigste Eigenschaft einer Pille ist selbstverständlich, daß sie während der Passage durch den Magendarmkanal zerfallen muß.

Die Mehrzahl der wirksamen Bestandteile, die gewöhnlich als Pillen verordnet werden, sind in technischer Hinsicht derartig, daß sie sich nicht ohne Zusatz von besonderen Bindemitteln, sogen. Pillenkonstituentien, zu einer plastischen Masse formen lassen. Sowohl die Qualität wie die Quantität dieser Konstituentien sind von den Eigenschaften der wirksamen Bestandteile, besonders in bezug auf ihre Konsistenz, abhängig.

Es ist nicht selten mit großen Schwierigkeiten verbunden, die richtige Auswahl der Pillenkonstituentien zu treffen. Daher überläßt der Arzt, wenn er sich unsicher fühlt, die Wahl dem Apotheker. Es geschieht dies dadurch, daß er in der Rezeptformel den Zusatz M. f. l. a. pil. (Misce, fiant lege artis pilulae) setzt.

In bezug auf die Auswahl der Pillenkonstituentien im letztgenannten Fall geben die Pharmakopöen einiger Länder gewisse allgemeine Vorschriften an.

Die Dosierung der Pillen. Genau in derselben Weise wie früher über Pulver berichtet wurde, wurde auch die Dosierung der Pillen untersucht. Als Typus für eine wirksame Substanz (Basis) wurde Zitronensäure und als Pillenkonstituentien Arabigummi und Zucker gewählt. Die letztgenannten Substanzen geben nämlich, nach Zusatz von einigen Tropfen Wasser, eine ausgezeichnete Pillenmasse, die in Wasser leicht löslich ist und sich also genau untersuchen läßt.

Bei der Untersuchung wurden die Pillen zuerst in destilliertem Wasser gelöst. Danach wurde die Zitronensäure titrimetrisch bestimmt.

Die Versuchsergebnisse stimmten vollkommen mit denen überein, die schon in bezug auf die Pulver mitgeteilt worden sind. Die Dosierung war in den bezogenen Pillen im hohen Grade ungleich oder sogar unrichtig.

Wenn die Menge der Pillen etwas größer war, kam es sogar vor, daß einzelne Pillen keine Zitronensäure enthielten.

Unberechtigte Zusätze des Apothekers. Die oben angeführten Zitronensäurepillen waren als Rezepte in verschiedenen Apotheken bestellt worden.

Dabei ergab es sich, daß man zu der Pillenmasse ohne jede Berechtigung verschiedene Zusätze gemacht hatte. In einigen Fällen war Talcum, in anderen Radix Althaeae, in wieder anderen Succus Liquiritiae depur., dunkle Pflanzenextrakte u. dgl. zugesetzt.

Das verschiedene Aussehen in bezug auf Farbe und Größe der Pillen geht aus der Abbildung (Fig. 2 (1), S. 54) hervor.

Derartige Zusätze kommen manchmal ganz zwecklos in der Praxis vor.

Über den Zerfall der Pillen im Digestionskanal. Diese Frage ist noch lange nicht endgültig gelöst. Da die meisten Pharmakopöen keine Vorschriften über die Prüfung von Pillen enthalten, scheint man der Meinung zu sein, daß Pillen im allgemeinen sich im Digestionskanal lösen.

Nur die schweizerische Pharmakopoe enthält die Bestimmung, daß Pil. Laxantes in kurzer Zeit, Pil. Blaudii in 5 Minuten und Pil. Rhei comp. in 15 Minuten zerfallen müssen, wenn sie mit heißem Wasser geschüttelt werden.

Auch in der übrigen pharmazeutischen Literatur hat man dieser wichtigen Frage fast gar keine Aufmerksamkeit gewidmet.

Nur in vereinzelten Fällen findet man die Angabe, daß Pillen, und besonders Pil. Blaudii, als mehr oder weniger unverändert in den Fäzes angetroffen wurden (Kobert, Mindes, Kissling).

Um der Lösung dieser Frage etwas näher zu treten, sollen die Resultate einiger eigenen Untersuchungen hier kurz mitgeteilt werden.

Bei der Bereitung der Versuchpillen wurden die meisten heutzutage angewandten Konstituentien benutzt.

Um den Einfluß des Alters der Pillen auf den Zerfall der letzteren beobachten zu können, wurden die Pillen einmal frisch bereitet, sodann nach 1, 2 oder 3 Monaten untersucht. Während dieser Zeit wurden die Pillen in gewöhnlichen Pappschachteln bei Zimmertemperatur aufgehoben.

Die Prüfung wurde in folgender Weise vorgenommen:

1. Bestimmung der Zeit des Zerfalls in heißem Wasser.
2. Bestimmung der Zeit des Zerfalls im künstlichen Magensaft.
3. Untersuchung der Fäzes von Gesunden und Kranken nach Einnahme der Pillen.
4. Quantitative Bestimmung der wirksamen Bestandteile von solchen Pillen, die aus den Fäzes herauspräpariert waren.

Zunächst wurden die Pillen in heißem Wasser geschüttelt. Weiter wurden sie mit Pepsinsalzsäure im Thermostat bei Körpertemperatur (37°) behandelt.

Es versteht sich von selbst, daß derartige Untersuchungen nur als präliminare Vorversuche angesehen werden dürfen.

Wenn die Pillen sich im künstlichen Magensaft in 8 Stunden nicht gelöst hatten, wurden sie gesunden und kranken Menschen per os eingegeben. Die letztgenannten Untersuchungen haben natürlich volle Beweiskraft in bezug auf den Zerfall der Pillen im Magendarmkanal.

Auswahl der Pillen. Um die Bedeutung der einzelnen Konstituentien studieren zu können, wurden zunächst systematische Untersuchungen von Pillen vorgenommen, die feste und flüssige Konstituentien in verschiedenen Mengen enthielten. Wenn irgendeine Art der Pillen während des Versuchs sich unlöslich zeigte, wurde die Zusammensetzung der betreffenden Pillenmasse geändert, bis die Ursache der Unlöslichkeit geklärt war.

Bei der Auswahl wurden übrigens die am häufigsten gebrauchten Rezepthandbücher oder solche Rezeptformeln angewandt, die im allgemeinen in der Praxis häufig vorkommen.

Verhalten der verschiedenen Pillenkonstituentien.

1. Pflanzenpulver und -extrakte. Als Pflanzenpulver wurden Radix Althaeae, — Liquiritiae, — Taraxaci, — Valerianae benutzt.

Von flüssigen Konstituentien wurden Extract. Gentianae, — Liquiritiae, — Taraxaci, — Valerianae und außerdem Mucilago Gummi arabici, Glyzerin und Sirup. simplex angewandt.

Alle Pillen, die aus diesen Konstituentien bereitet wurden, waren ziemlich leicht löslich. Sogar Pillen, die mit Hilfe von Mucilago Gummi arabici und Radix Althaeae hergestellt waren und die seit altersher als schwer löslich gelten, zerfielen relativ leicht. Die letzgenannten Konstituentien sind aber trotzdem aus technischen Gründen nicht zu empfehlen, denn schon während des Rollens der Masse wird dieselbe so hart, daß sie sich nur schwer zu Pillensträngen formen läßt.

2. Bolus. Viele Pharmakopöen schreiben Bolus oder Talcum als Konstituentien für solche Substanzen vor, die leicht zersetzt werden (Argentum nitricum, Kokain, Akonitin, Suprarenin u. dergl.).

Als flüssige Konstituentien für diese Pillen werden neben anderen Lanolin und Vaselin empfohlen.

Die Untersuchung zeigte, daß die Boluspillen, die mit Wasser, Glyzerin, Mucilago oder Sirup bereitet waren, leicht zerfielen.

Dagegen blieben die Pillen, welche Vaselin oder Lanolin enthielten, im künstlichen Magensaft beinahe vollkommen ungelöst. Sie wurden auch in den Fäzes ziemlich alle wiedergefunden. Diese Konstituentien sind also durchaus zu vermeiden. Wie schon auseinandergesetzt wurde, sind sie auch leicht zu ersetzen.

3. Wachs (Cera). Viele Pharmakopöen und Rezepthandbücher enthalten die Vorschrift, daß Pillen, welche Balsamika, fette oder ätherische Öle enthalten, mit Wachs zu bereiten sind.

In den Versuchen wurden folgende Substanzen geprüft:

Balsamum Copaivae, Oleum Terebinthinae, Oleum Santali, Terebinthina und Styrax.

Die meisten dieser Pillen blieben im künstlichen Magensaft vollkommen ungelöst. Nur in vereinzelten Fällen konnte man eine schwache Färbung des Magensaftes beobachten.

Ebenso wurden die meisten dieser Pillen in den Fäzes wiedergefunden (Fig. 1). Wenn diese Pillen im Wasser gelöst wurden, roch das Wasser stark nach dem betreffenden Öl oder Balsamikum.

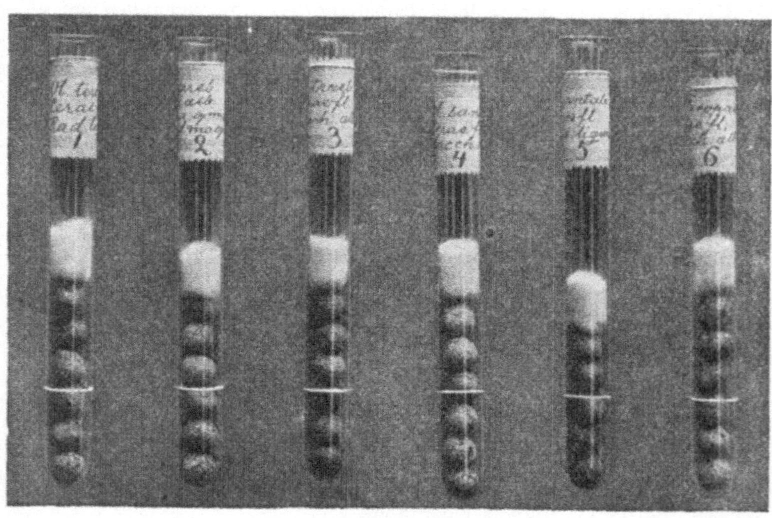

Fig. 1. Unlösliche Pillen mit verschiedenen Balsamika. Die Risse, die man in der Abbildung an der Oberfläche der Pillen sieht, kamen gleich nach der Präparation aus den Fäzes nicht vor, sondern sind später durch Austrocknen entstanden. Die Pillen waren nämlich schon etwa 5 Wochen alt, als sie photographiert wurden.

1. R. Ol. Terebinth.
Cerae albae
Rad. Liquir.
M. f. pil.

2. R. Ol. Terebinth.
Cerae albae
Magnes. ustae
Mucil. gummi arab.
M. f. pil.

3. R. Ol. Terebinth.
Cerae flavae
Sacch.
M. f. pil.

4. R. Ol. Santali
Cerae flavae
Sacch.
M. f. pil.

5. R. Ol. Santali
Cerae flavae
Rad. Liquir.
M. f. pil.

6. R. Bals. Copaiv.
Cerae flavae
Sacch.
M. f. pil.

Der Zusatz von Zucker zu Wachs, welche Kobert empfiehlt, verbesserte die Löslichkeit nicht.

Die Verordnung von Wachspillen ist auch deswegen unzweckmäßig, weil man meistens dadurch nur kleine Mengen der Arzneimittel einführen kann.

Als Beispiel werden wir eine Rezeptformel nach Kobert anführen.

R. Bals. Copaiv.
Cerae flavae
Sacch. āā 4,0
M. f. pil. Nr. 120 D. S.

Drei Pillen enthalten 0,1 Balsamum Copaivae. Die Dosis ist aber 0,5—2 g pro dosi und 6—8 g pro die.

In solchen Fällen bedient man sich besser der Gelatinekapseln.

4. Magnesiumoxyd. Ein gewisses Interesse bietet Magnesia usta als Konstituens dar, weil die sehr häufig angewandten Blaudschen Eisenpillen (Pil. Ferri carbonici Blaudii) nach vielen Pharmakopöen mit dieser Substanz zu bereiten sind. Auch zu anderen Pillen wird Magnesia usta angewandt.

Vorschrift des D.A.B. V:

Pill. Ferri. carbonici Blaudii.

R. Ferr. sulfur. sicc. 9,0
Kalii carbon. 7,0
Sacchari 3,0
Magnes. ustae 0,7
Rad. Liquir. 1,3
Glycerini 4,0
M. f. pil. Nr. 100 D. S.

Diese Pillenmasse kann Pillen liefern, die relativ leicht zerfallen. In pharmako-technischer Hinsicht ist aber eine richtige Darstellung der Pillen nach allen Regeln der Kunst jedoch nicht so einfach. Die Folge hiervon ist, daß eine sehr große Menge der in den Apotheken und Fabriken dargestellten Blaudschen Pillen mehr oder weniger unlöslich sind, besonders, wenn sie etwas älter werden.

In den Fäzes ließen sich die so bereiteten Blaudschen Pillen beinahe quantitativ nachweisen. Der Eisengehalt wurde bestimmt und wechselte zwischen 82—87 % der ursprünglichen Pillen (Fig. 2, 2).

Auch Pillen, die nach

R. Acid. arsenicos.
Ferr. lactis
Magnes. ustae
Extr. Gentian.
M. f. pil. D. S.

bereitet waren, waren im Anfang schwer und später fast vollkommen unlöslich in Wasser und Pepsinsalzsäure. Die den Verdauungskanal passierten Pillen enthielten 72—78 % Arsen und 84—88 % Eisen (Fig. 2, 5).

Aus diesen Untersuchungen soll man aber nicht den Schluß ziehen, daß alle Blaudschen und Arsenpillen unlöslich sein müssen.

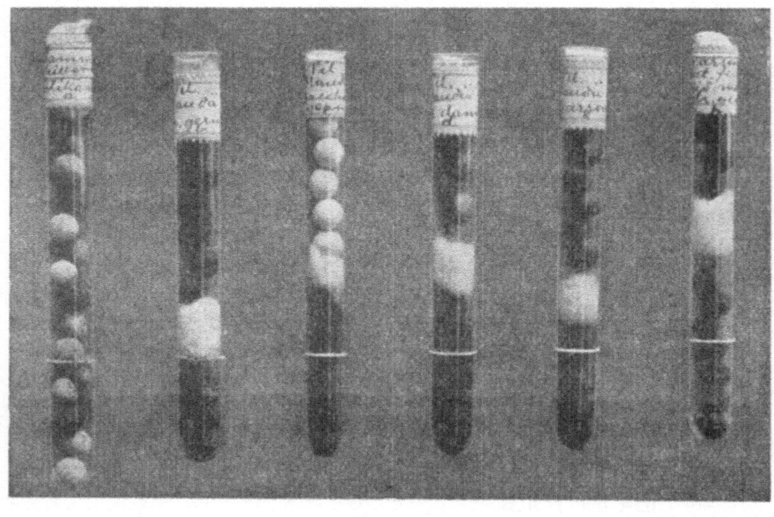

1 2 3 4 5 6

Fig. 2. Unlösliche Pillen mit Eisen und Arsen. Oberhalb der Watte sieht man Pillen vor der Einnahme, unterhalb derselben die in den Fäzes gefundenen Pillen.

1. Pillen, nach derselben Rezeptformel bereitet, aus verschiedenen Apotheken bestellt (enthielten meistens unberechtigte Zusätze).
2. Pilulae Ferri carbonici Blaudii D.A.B. V, aus einer Apotheke bestellt (enthalten MgO).
3. Pil. Blaudii sacharr. aus einer deutschen Fabrik.
4. Pil. Blaudii nach der dänischen Pharmakopoe bereitet (enthalten MgO).
5.—6. Pillen mit Arsen und Eisen (enthalten MgO).

Als Beispiel leichtlöslicher Blaudscher Pillen mag folgende Formel (nach Dieterich) angeführt werden.

R.	Ferr. sulfur. crystall.	10,0
	Sacch.	2,25
	Aquae	5,0
	Glycerini	3,0
	Kal. bicarbon.	7,3
	Rad. Althae.	1,75
	M. f. pil. Nr. 150.	

Jede Pille enthält 0,027 Eisenkarbonat.

Eisen-Arsenpillen wieder sind leichtlöslich, wenn sie z. B. mit Pflanzenpulver und -extrakten bereitet werden.

Wenn Pillen überhaupt nicht zerfallen, so ist die Ursache immer eine fehlerhafte Wahl der Konstituentien oder ein technischer Fehler bei der Bereitung.

In bezug auf andere Konstituentien ist nicht viel hinzuzufügen.

5. Gummi arabicum und Saccharum ana partes geben mit einigen Tropfen Wasser eine gute Pillenmasse, die appetitlich aussieht und besonders für kleine Mengen Alkaloide (Kodein, Morphin u. dgl.) paßt.

R. Morphin. hydrochlor. 0,3
Gummi arab. et Sacch.
q. s. ut f. ope Aq. pil. Nr. 30 D. S.

6. Spiritus und Tinkturen eignen sich für Pillen, welche Harze oder trockene Extrakte enthalten.

R. Extr. Rhei comp. 4,0
F. ope Spir. pil. Nr. 30 D. S.
Abends 2—4 Stück.
(Kobert.)

Pillenüberzüge. In einigen Pharmakopöen finden wir die Vorschrift, daß gewisse Pillen mit besonderen Überzügen zu versehen sind. Der Überzug hat den Zweck, teils die Pillen gegen Austrocknen zu schützen, teils um chemische Umsetzungen durch Einwirkung der Luft zu verhindern.

So schreibt die französische, belgische, niederländische und spanische Pharmakopoe vor, daß Pil. Blaudii versilbert werden sollen. Nach der ungarischen Pharmakopoe sollen diese Pillen mit einem Überzug von Tolubalsam, in Chloroform gelöst, versehen werden.

Auch in der Praxis elegans kommt es vor, Pillen mit verschiedenen Überzügen zu versehen, um ihnen ein appetitlicheres Aussehen zu verleihen.

A. Zucker. Die etwas feuchten Pillen werden mit einer Mischung von Zucker, Arabigummi und Stärke geschüttelt, getrocknet und von anhaftendem Pulver befreit. Statt Zucker können Pillen auch mit Schokolade überzogen werden.

B. Graphit. Die Pillen werden mit grobem Graphitpulver und ein paar Tropfen Wasser gerollt.

C. Lack. Beim Lackieren wird gewöhnlich eine Mischung von Mastix und Benzoeharz, in Äther und Spiritus gelöst, angewandt.

D. Tolubalsam. Hierzu verwendet man eine Lösung von Tolubalsam in Alkohol.

E. Kollodium. Die Pillen werden dreimal mit einer Lösung von gleichen Teilen Kollodium und Äther überzogen.

F. Keratin. Wenn wir wünschen, daß Pillen von dem Magensaft nicht angegriffen werden sollen, können wir sie in verschiedener Weise behandeln. Früher spielte der Überzug von Keratin eine viel größere Rolle als heute. Statt keratinierter Pillen wendet man in neuerer Zeit die Glutoidpillen an, die in ähnlicher Weise dargestellt werden, wie die früher beschriebenen Glutoidkapseln (S. 46).

Bei der Keratinierung ist es die Hauptsache, daß die Pillen keine Feuchtigkeit besitzen, denn dann wird die Keratinhülle gesprengt und die Wirkung entfaltet sich schon in dem Magen.

Es gibt verschiedenartige Methoden, um Pillen mit Keratin zu überziehen. Hier soll nur eine angegeben werden. Zunächst werden die Pillen mit einem Fett überzogen, um den Pillenkern gegen Zerfall im Magen zu schützen. Dann werden sie mit der Keratinlösung einige Male überzogen.

G. Gold und Silber. Die etwas feuchten Pillen werden in echtem Blattgold oder -silber so lange geschüttelt, bis sie mit einem vollständig gleichmäßigen Überzug versehen sind.

Um die Einwirkung der verschiedenen Überzüge auf den Zerfall der Pillen beobachten zu können, wurden Versuchspillen in der früher beschriebenen Weise in heißem Wasser geschüttelt und mit künstlichem Magensaft behandelt. Wenn sie sich nicht lösten, wurden sie Versuchspersonen per os eingegeben.

Hierbei wurden zwei verschiedene Arten von Pillen angewandt, nämlich solche, die in Fabriken hergestellt und ziemlich alt waren und solche eigener Bereitung, als frisch und nach verschieden langer Aufbewahrung.

Es zeigte sich hierbei, daß von den Fabrikpillen eine ganze Menge entweder ganz unlöslich oder nur etwas löslich waren.

Von den Pillen eigener Bereitung wieder waren alle Pillen noch nach drei Monaten löslich, mit Ausnahme von solchen, die mit Kollodium überzogen waren.

Resumé über Pillenkonstituentien. Als Pillen soll man nur solche Substanzen verordnen, die in kleiner Menge angewandt werden.

Die meisten dieser Substanzen lassen sich mit Hilfe von Radix und Succus Liquir. depur. zu guten plastischen Massen formen.

Sehr geeignet sind auch Extr. und Radix Taraxaci. Diese wirken etwas abführend und sind deswegen besonders bei Obstipierten zu empfehlen.

Außerdem können aber viele andere Pflanzenpulver und dicke Extrakte zu Pillenmassen verwendet werden.

Radix Althaeae und Mucilago Gummi arabici sollen überhaupt vermieden werden, weil die so dargestellten Pillenmassen ganz bröckelig, hart und schwer zu rollen sind.

Wachs, Vaselin, Lanolin und Magnesiumoxyd sollen als Pillenkonstituentien nicht angewandt werden, weil die meisten Pillen, die diese Substanzen enthalten, dadurch unlöslich werden.

Balsame und Öle sollen in Pillenform überhaupt nicht verschrieben werden, erstens, weil die Herstellung solcher Massen meistens einen Zusatz von Wachs erfordert, und zweitens, weil die Dosen der so verordneten Balsame und Öle gewöhnlich ungenügend sind.

Das Hartwerden der Pillen wird am besten durch einen Zusatz von Glyzerin vermieden. Glyzerin soll deswegen möglichst oft den Pillenmassen im allgemeinen zugefügt werden.

Lapispillen lassen sich am besten durch Bolus mit Glyzerin oder Glyzerin mit Sirup herstellen.

Pillenüberzüge verändern die Löslichkeit der Pillen nicht, solange sie frisch sind. Bei längerer Aufbewahrung werden aber solche Pillen schwer löslich. Ein Überzug von Kollodium macht die Pillen gleich nach der Bereitung fast unlöslich und ist zu vermeiden.

Auch keratinierte Pillen passieren manchmal den Verdauungskanal unverändert.

Die Aufstellung der Formel.

Bei der Verordnung von Pillen verfährt man in ganz anderer Weise als z. B. bei Pulvern.

Die Pillen werden aus einer Gesamtmasse vermittelst der Pillenmaschine in eine bestimmte Zahl einzelner Pillen geschnitten.

Zunächst bestimmt man die Dose der wirksamen Substanz für jede einzelne Pille und multipliziert dann diese Zahl mit der Zahl der zu verschreibenden Pillen.

In der Rezeptformel gibt man dann nur die Gesamtmenge der wirksamen Stoffe und der Konstituentien, sowie die Zahl der Pillen an.

Beispiele.

Terpinhydrat à 0,1.

R. Terpini hydrati 5,0
Rad. Taraxaci 1,5
Extr. Taraxaci 3,5
M. f. pil. Nr. 50. D. S.

Acid. arsenicos. à 0,001 pro dosi verschrieben, als 0,002 pro dosi aber einzunehmen.

R. Acid. arsenicos. 0,1
Rad. et Succ. Liquir. dep. q. s.
ut f. pil. Nr. 100. D. S.
3 mal täglich 2 Pillen.

Weiche Arzneiformen.

Die meisten weichen Arzneiformen werden für äußerliche Zwecke angewandt. Viele von denselben sind kosmetische Präparate, bei deren Bereitung Korrigentien in bezug auf den Geruch und Aussehen Verwendung finden.

Geruchskorrigentien. Für Salben eignen sich besonders die wohlriechenden Öle: Oleum Citri, — Lavandulae, — Rosae, welche offizinell sind, und außerdem Oleum Aurantii florum, — Bergamotti, — Geranii und Balsamum peruvianum.

Für kosmetische Waschwässer und Augenwässer wird gewöhnlich Rosenwasser (Aqua Rosae) angewandt.

Bei der Bereitung von Mund- und Gurgelwässern bedient man sich meistens des Pfefferminzwassers (Aqua Menthae piperitae), welches man mit gleichen Teilen Wasser verdünnt, weil es sonst zu stark schmeckt.

Für Zahnpräparate eignen sich Oleum Caryophyllorum und — Menthae piperitae.

Korrigentien in bezug auf das Aussehen. In gewissen Fällen und besonders bei giftigen äußerlichen Arzneimitteln, die zu Verwechselungen Anlaß geben können, ist es wichtig, diesen eine auffallende Farbe zu geben.

Sublimatlösung färbt man gewöhnlich mit Eosin oder Fuchsin schwach rot. Eine solche Mischung hat aber so große Ähnlichkeit mit einem Ipecacuanhainfus, mit Himbeersirup versetzt, daß man sie dem Aussehen nach nicht voneinander unterscheiden kann. Eine solche Verwechselung ist auch in der Tat schon vorgekommen.

Giftigen Lösungen soll man deswegen eine auffallende Farbe geben. So färbt man sie z. B. mit Chromsäure gelb, mit Methylenblau blau usw.

Unguenta, Salben.

Bei der Herstellung von Salben bedient man sich gewisser Salbengrundlagen, von denen die gewöhnlichsten hier angeführt werden sollen.

Lanolin besteht aus einer Mischung von 15 Teilen Wollfett, 5 Teilen Wasser und 3 Teilen flüssigem Paraffin.

Unguentum Paraffini enthält 1 Teil Wollfett, 4 Teile festes und 5 Teile flüssiges Paraffinum.

Vaselinum flavum oder als gebleicht Vaselinum album.

Unguentum molle besteht aus gleichen Teilen Vaselin und Lanolin.

Unguentum Glycerini enthält 1 Teil Weizenstärke, 9 Teile Glyzerin und 1 Teil Wasser.

Die Salbengrundlagen sind meistens indifferent, werden aber zu Heilzwecken mit den verschiedensten Zusätzen gemischt.

In gewissen Fällen ist es nötig, die Salbe in abgewogener Menge zu verabreichen, weil der Patient selbst die Dosen nicht genau bestimmen kann (Ung. Hydrarg. ciner.).

Pastae, Pasten.

Die Pasten sollen die Konsistenz einer zähen Salbe oder eines knetbaren Teiges haben.

So wie die Salben werden auch die Pasten durch Mischungen von Salbengrundlagen mit verschiedenen Substanzen, meist trockenen, hergestellt. Der Zusatz von pulverförmigen Stoffen hat meistens den Zweck, die Hautsekrete aufzusaugen. Solche Pulver sind Zincum oxydatum, Talcum, Amylum, Magnesia usta usw.

Pasta Zinci (offizinell).

Zinci oxydati		
Amyli	āā	10,0
Vaselini flavi		20,0
M. f. pasta.		

Pasta Zinci salicylata (offizinell).

Acidi salicyl.		2,0
Zinci oxyd.		
Amyli	āā	24,0
Vaselini		50,0
M. f. pasta.		

Anstatt Pasten werden bei Hautkrankheiten häufig Leime verwandt. Diese enthalten meistens Gelatine und werden bei der Anwendung erst in der Weise gelöst, daß die Leimbüchse in ein Gefäß mit heißem Wasser gestellt wird. Die Applikation auf die Haut geschieht dann mit einem Pinsel.

R.	Zinci oxyd.	10,0
	Gelatin. alb.	15,0
	Aquae	45,0
	Glycerini	30,0
	M. D. S.	

2 mal täglich nach vorherigem Erwärmen aufzutragen.

Suppositoria, Suppositorien.

Von den unter diesen Namen vorkommenden Arzneiformen kommen wohl heutzutage nur die eigentlichen Stuhlzäpfchen in Frage. Diese haben meistens kegelförmige Gestalt und werden, wenn nicht anders verordnet ist, aus Kakaobutter (Oleum Cacao) bereitet. Kakaobutter hat die Eigenschaft, bei Zimmertemperatur fest zu sein, während sie bei Körpertemperatur oder sogar schon bei 30—34° C schmilzt.

Die Stuhlzäpfchen sind in der Regel etwa 3 cm lang und wiegen 2—3 g. Sie werden vermittelst einer Spezialmaschine hergestellt.

Sehr häufig angewandt sind die Glyzerinsuppositorien, die meistens fabrikmäßig hergestellt werden und in Schachtelverpackung in den Handel gebracht werden. Wenig intelligenten

Patienten soll man nicht vergessen zu sagen, daß sie vor der Einführung des Suppositoriums das Stanniolpapier, mit welchem es gewöhnlich umgeben ist, entfernen sollen, sonst kann es vorkommen, daß sie das Suppositorium nebst Stanniolhülle in das Rectum einführen.

Bacilli, Stäbchen.

Unter den Styli caustici, Ätzstiften, sind Höllensteinstift (Argentum nitricum enthaltend), Lapis mitigatus (1 Teil Argent nitr. und 2 Teile Kal. nitr. enthaltend) und Kupferalaunstift (Kupfersulfat, Alaun, Kampfer und Kaliumnitrat enthaltend) als offizinell zu nennen.

Cereoli Wundstäbchen, sind hinsichtlich ihrer Zusammensetzung und Herstellungsweise mit den Suppositorien verwandt. Dem Arzneibuch nach werden sie 4—5 cm lang und 4—5 mm dick dargestellt.

Die Anthrophore werden zum Einführen in Höhlen angewandt. Nasalanthrophore sind ungefähr 10 cm, Urethralanthrophore 10—18 cm und Prostataanthrophore 25—30 cm lang.

Sapones, Seifen.

Arzneiliche Seifen, deren Grundmasse aus Seife besteht, wurden früher vielfach, besonders in der Dermatologie, als Rezept verordnet. Jetzt werden die meisten arzneilichen Seifen in Fabriken hergestellt, wodurch sie billiger werden und ein eleganteres Aussehen bekommen, als wenn sie in der Apotheke bereitet werden.

Offizinell ist Sapo kalinus, Kaliseife, die zur Herstellung von Spir. Sapon. kalin., Kaliseifenspiritus dient. Zum innerlichen Gebrauch werden Sapo jalapinus, Jalapenseife und Sapo medicatus, medizinische Seife angewandt.

Chartae, Papiere.

Die mit Arzneimitteln imprägnierten Papiere bezeichnen wohl eine schon ziemlich veraltete Verordnungsform. Offizinell sind noch: Charta nitrata, Salpeterpapier, das in Quadratzentimetern verschrieben und gegen Asthma verordnet wird. Es wird in Stücke geschnitten, auf einen Teller gelegt und angezündet. Charta sinapisata, Senfpapier, wird als Senfteigersatz in der Weise angewandt, daß man es mit lauem Wasser befeuchtet, wobei sich Allylsenföl entwickelt. Es wird stückweise verschrieben.

Emplastra, Pflaster.

Pflaster sind bei Zimmertemperatur halbfeste Massen, die sich bei Körpertemperatur kneten lassen sollen. Doch werden die meisten Pflaster vom Stehen so hart, daß sie erst etwas angewärmt werden müssen, um sich formen zu lassen.

Die Pflaster werden am besten auf Leinwand gestrichen (extende supra linteum). Dabei gibt man die Größe der Stofffläche in cm der Länge und der Breite an. (Empl. adhaesiv. q. s. extende supra linteum longitud. 20 cm et latitud. 10 cm.)

Beim Streichen von Pflastern berechnet man gewöhnlich 2 g Masse auf 10 cm² Fläche.

In unserer Zeit finden die Kautschukpflaster häufig Verwendung. Diese enthalten meistens Heftpflaster, welches durch Zusatz von Kautschuk gut an die Haut klebt. Kautschuk selbst ist reizlos. Die Kautschukpflaster kommen im Handel auf Stoff gestrichen vor und werden dem Flächenmaß nach verordnet.

Am meisten angewandt sind das Kautschukheftpflaster (Collemplastrum adhaesivum) und das Zinkkautschukpflaster (Collemplastrum Zinci). Letzteres enthält 20% Zinkoxyd und eignet sich für Kranke mit empfindlicher Haut.

In der Dermatologie werden die Gutta- und die Paraplasten nach Unna häufig angewandt. Die Guttaplasten werden so bereitet, daß Kautschukpflastermasse auf Mull gestrichen wird und der Stoff wird durch Guttaperchalösung haltbar gemacht. Die Paraplasten wieder bestehen aus dichtem Baumwollgewebe, mit Pflaster bestrichen. Besonders bei Decubitus wird das Zinkparaplast angewandt.

Von den übrigen medikamentösen Pflastern werden einige seit alten Zeiten zum Aufschmieren auf Wunden, Furunkeln, Geschwüren usw. gebraucht. Einige wie Mutterpflaster, Spanischfliegenpflaster usw. sind noch offizinell. Es versteht sich von selbst, daß dadurch Infektionen herbeigeführt werden können, was auch häufig vorkommt. Diese Pflaster sollten daher aus der modernen Rezeptur eliminiert werden.

Als flüssige Pflaster können Kollodium und Traumaticin bezeichnet werden. Kollodium besteht aus einer Auflösung von Schießbaumwolle in Ätheralkohol und kann durch Zusatz von 2—3% Ol. Ricini elastischer gemacht werden. Traumaticin stellt eine Auflösung von Guttapercha in Chloroform dar und findet mit einem Zusatz von Chrysarobin häufig in der Dermatologie (gegen Psoriasis) Verwendung.

Linimenta, Linimente.

Diese sehen aus wie halbflüssige Salben und haben meistens die Konsistenz eines Sirups. Sie werden hauptsächlich durch Mischung von Fetten und Ölen mit wässerigen, alkoholischen oder ätherischen Flüssigkeiten bereitet.

Offizinell sind Linimentum ammoniato-camphor., Flüchtiges Kampferliniment; Linimentum ammoniatum, Flüchtiges Liniment; Linimentum saponato-camphor., Opodeldok.

Gegen Verbrennungen wird Linimentum Calcis, das aus gleichen Teilen Ol. Lini und Aq. Calcar. besteht, als Handverkaufsartikel verordnet.

Einige als Linimente verordnete Arzneimischungen sind explosiv (S. 105).

Flüssige Arzneiformen.

Guttae, Tropfen.

Als Tropfen bezeichnet man solche Arzneimittel, welche tropfenweise eingenommen werden.

Die Dosierung von Tropfen. Um die Dosen der als Tropfen verschriebenen Arzneimittel bestimmen zu können, müssen wir zunächst die Tropfengewichte, d. h. die Zahl der Tropfen pro g, kennen.

Die Bedingung dafür, daß der Patient tatsächlich die vorgeschriebene Dosis Tropfen einnimmt, ist, daß die Zahl der Tropfen pro g für die betreffenden Flüssigkeiten konstant ist, d. h. unabhängig von den Gefäßen, aus welchen die Tropfen entnommen werden.

Es müssen daher alle Pipetten und Flaschen, die zur Abzählung von Tropfen dienen, gleich große Abtropfflächen besitzen.

Untersuchen wir aber z. B. gewöhnliche Arzneiflaschen näher, so finden wir, daß sie eine ziemlich unregelmäßige Mündung haben, d. h. die Abtropfflächen sind an verschiedenen Stellen der Flaschenmündung ganz verschieden groß. Daher wechseln auch die Angaben über die Tropfengewichte für gewöhnliche Flaschen. So berechnet man nach Ribbing 1 g Tinktur zu 20 und nach Edgren und Jolin zu 30 bis 40 Tropfen.

Die Pharmakopöen mehrerer Länder schreiben vor, daß die Zählung von Tropfen bei der Verabfolgung von Rezepten mit

Hilfe eines Normaltropfenzählers vorzunehmen sei. Dieser gibt von gewöhnlichen Tinkturen etwa 54 Tropfen pro g.

Diese Bestimmung wird aber in den meisten Apotheken der verschiedenen Länder nur außerordentlich selten befolgt. Wie wir später sehen werden, ist der Normaltropfenzähler ein sehr zerbrechliches und unpraktisches Instrument und findet deshalb wenig Verwendung. Tatsächlich besitzen sehr viele Apotheken keinen kontrollierten Normaltropfenzähler, sondern die Verabfolgung von in Rezepten vorgeschriebenen Tropfen geschieht in verschiedener und meistens ganz ungenauer Weise.

Noch fataler ist die Situation für den Arzt. Er kann die Dosen der flüssigen Arzneimittel nicht nach den in den Lehrbüchern gewöhnlich vorkommenden Tabellen normieren, weil diese nur für den Normaltropfenzähler gelten, und das Instrument in vielen Apotheken entweder fehlt oder wenigstens selten angewandt wird. Darin liegt inbegriffen, daß das Instrument auch für den Patienten schwer zu beschaffen ist.

Mancher Arzt bedient sich bei der Verordnung von stärker wirkenden Arzneien der Tropfenpipetten oder der sogenannten Patenttropfflaschen mit eingeschliffenen Pfropfen. Jede Berechnung der Dosen für diese ist aber unmöglich, weil man den Rezepthandbüchern nicht entnehmen kann, wieviel Tropfen die Pipetten und Patenttropfflaschen von den verschiedenen Flüssigkeiten pro g liefern.

Wie sollen wir unter solchen Verhältnissen die Dosen berechnen?

Wegen der großen praktischen Bedeutung dieser Frage werde ich im folgenden die Resultate einiger eigenen Untersuchungen kurz mitteilen.

Zur Untersuchung kamen die 3 gewöhnlichsten Flüssigkeitstypen: Wasser, verdünnter Spiritus von demselben spezifischen Gewicht wie die Spiritustinkturen und Aether spirituosus von demselben spezifischen Gewicht wie die ätherischen Tinkturen der Pharmakopöe.

Flaschen. Mit Hilfe dieser 3 Flüssigkeitstypen wurden 5 Gruppen gewöhnlicher Flaschen zu 10, 15, 20, 30, 50 und 75 ccm, von jeder 10 Stück, untersucht. Mit jeder Flasche wurden 10 Versuche gemacht. Die Tropfen wurden dabei aus verschiedenen Stellen der Flaschenmündung entnommen.

Es zeigte sich dabei, daß die Zahl Tropfen pro g für

Wasser	zwischen	8	und	17,	
Spiritustinkturen	»	17	»	43,	
ätherische Tinkturen	»	26	»	39	wechselte.

Die Unterschiede waren so groß, daß eine und dieselbe Flasche bei einem Versuch doppelt mehr Tropfen pro g lieferte als bei einem anderen Versuch.

In bezug auf die Flaschenmündungen kann man hauptsächlich drei verschiedene Typen unterscheiden, welche hier schematisch gezeichnet sind.

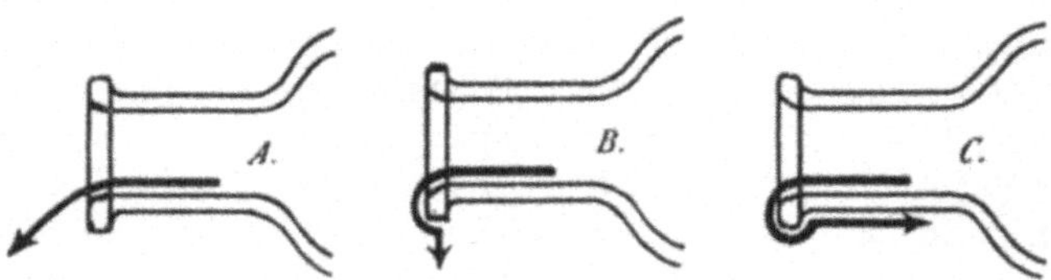

Fig. 3–5. Flaschenmündungen.

Figur 3. Die Mündung hat die Form eines ziemlich scharf abgeschnittenen Zylinders. Besonders wässerige Flüssigkeiten fließen leicht in einem Strahl aus und sind schwer zu tropfen.

Figur 4. Der innere Rand der Mündung ist etwas abgerundet. Dann geschieht die Trofenbildung regelrecht.

Figur 5. Der innere und der äußere Rand der Mündung sind abgerundet. In diesem Fall erfolgt die Tropfenbildung schwer. Die Flüssigkeit fließt öfters an der Außenwand der Flasche entlang und geht in der Weise verloren.

Wenn eine Flasche eine sehr wechselnde Zahl von Tropfen gibt, kann man oft beobachten, daß die ersten Tropfen relativ klein sind. Plötzlich nimmt aber die Größe zu, weil der Tropfen sich an dem äußeren Teil des Flaschenhalses ausbreitet (Fig. 6).

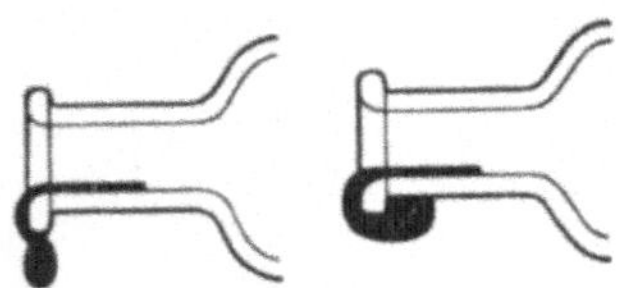

Fig. 6. Flaschenmündung.

Hieraus ergibt sich, daß die Tropfengröße für gewöhnliche Arzneiflaschen sich zwischen so großen Grenzen bewegt, daß man überhaupt keine, wenn auch nur annähernd richtige Mittelzahlen angeben kann.

Von einer exakten Dosierung kann also keine Rede sein.

Viele von den Mitteln, die in der internen Therapie als Tropfen verordnet werden, sind ja in bezug auf ihre Wirkungen mehr oder weniger indifferent. Bei diesen kann deshalb eine nicht exakte Dosierung wenigstens keine Schäden hervorrufen.

Wenn es sich aber darum handelt, dem Organismus gewisse Substanzen in steigenden Dosen zuzuführen, wie z. B. bei der Verordnung von Arsen, sind gewöhnliche Flaschen ganz zu verwerfen.

Dasselbe ist auch der Fall in bezug auf kräftig wirkende Arzneimittel.

Nehmen wir z. B. an, daß wir eine wässerige Lösung von Kodein, mit 0,03 pro Dosi, als Tropfen verordnen wollen. Nach der Angabe, daß 1 g Wasser 15 Tropfen entspricht, würde das Rezept folgendes Aussehen erhalten:

R. Codein. phosphor. 0,30
Aq. destill. 10,0
M. D. S.
15 Tropfen einzunehmen.

Es ist im Einzelfall möglich, daß der Patient tatsächlich mit 15 Tropfen 1 g Flüssigkeit und damit 0,03 Kodein erhält. Wenn aber schon 8 Tropfen 1 g entsprechen, wie es nicht selten der Fall ist, so nimmt der Patient mit 15 Tropfen die doppelte Dosis, d. h. 0,06 Kodein ein.

Was dieser Fehler besonders für kleine Kinder bedeutet ist leicht zu verstehen.

Man muß also die Regel aufstellen, immer bei stärker wirkenden Arzneimitteln, die in Tropfenform verordnet werden, im Rezeptformular zu bemerken:

D. ad vitr. gutt.
= Detur ad vitrum guttatum (in einem Tropfglas abzugeben).

Flaschen mit schnabelförmigem Ausguß. In einigen Ländern werden bei der Verabfolgung von stärker wirkenden Arzneimitteln Flaschen verwendet, deren Mündungen an einer Stelle zu einem Schnabel ausgezogen sind (Fig. 7). Man geht dabei von der Voraussetzung aus, daß diese Flaschen eine konstante Zahl von Tropfen pro g geben.

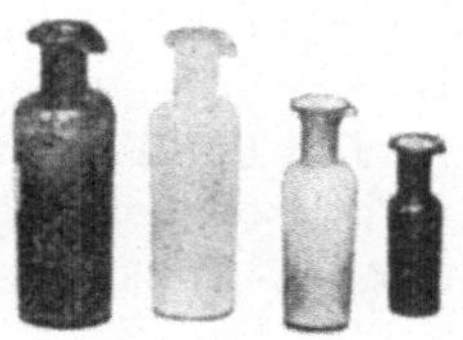

Fig. 7. Flaschen mit schnabelförmigem Ausguß.

Von solchen Flaschen habe ich je 10 Stück à 5, 10, 25, 35 und 40 ccm untersucht:

1 g Wasser entsprach 15—18 Tropfen,
1 g Spiritustinktur 31—46 » und
1 g ätherische Tinktur 35—51 »

Wir sehen also, daß auch diese Flaschen eine wenig exakte Dosierung gestatten.

Korke. In der Mehrzahl der Fälle werden die Patienten nicht ihre Tropfen direkt aus der Flaschenmündung nehmen, sondern sie tropfen längs des Korkes, den sie in verschiedenen Lagen halten, ab.

Der Hauptsache nach kommen dabei vier verschiedene Methoden in Anwendung. Diese gehen aus der folgenden schematischen Zeichnung hervor.

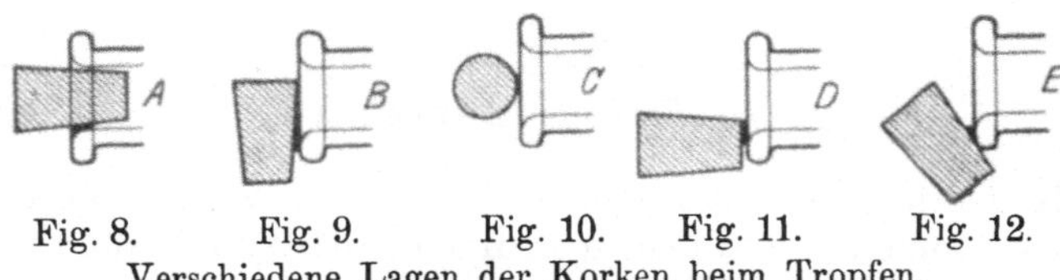

Fig. 8. Fig. 9. Fig. 10. Fig. 11. Fig. 12.
Verschiedene Lagen der Korken beim Tropfen.

A. Der Kork wird soviel aus der Flaschenmündung herausgezogen, daß die Flüssigkeit in Tropfen herausfließt (Fig. 8).

Es ist ziemlich schwer, nach dieser Methode zu tropfen, weil besonders Flüssigkeiten, die Wasser enthalten, leicht in Form eines Strahles ausfließen.

B—C. Der Kork wird so eingestellt, daß seine Längsrichtung sich in vertikaler Lage vor der Flaschenmündung befindet (Fig. 9). Wenn man den Kork und die Flasche von oben betrachtet (Fig. 10), so findet man, daß der Kork nur an einer Stelle die Flaschenmündung berührt. Aus diesem Grunde sucht die Flüssigkeit sich leicht einen Weg auf beiden Seiten des Korkes und fängt an, in einem Strahl zu fließen.

D. Der Kork wird so eingestellt, daß seine Längsrichtung in horizontaler Lage vor der Flaschenmündung sich befindet (Fig. 11). Auch diese Methode gibt keine zuverlässigen Werte.

E. Der Kork wird in schiefer Lage vor der Flaschenmündung gehalten (Fig. 12).

Da diese Methode wohl die gewöhnlichste ist, geben wir hier die nach derselben erhaltenen Tropfenzahlen an.

Tabelle 4.

Tropfenzahlen pro g für Korke, in schiefer Lage gehalten.

Unterdiameter	Wasser			Spir. Tinkt.			Äther. Tinkt.		
	Min.	Max.	M.	Min.	Max.	M.	Min.	Max.	M.
8 mm	11	14	13	31	36	32	38	41	40
10 »	10	13	11	30	33	30	38	40	39
12 »	9	11	10	23	25	24	37	39	37
16 »	8	10	9	23	25	23	33	35	34

Aus diesen Untersuchungen geht deutlich hervor, daß man Flüssigkeiten nicht mit Hilfe von Korken, in welchen Lagen diese auch gehalten werden, exakt dosieren kann.

Tropfpipetten. Die heutzutage im Handel vorkommenden Pipetten sind mit ganz verschieden dicken Spitzen versehen. So findet man aus einem größeren Vorrat leicht Exemplare, deren Abtropffläche zwischen 1 und 4 mm wechseln. Eine derartige Kollektion ist in Fig. 13 abgebildet.

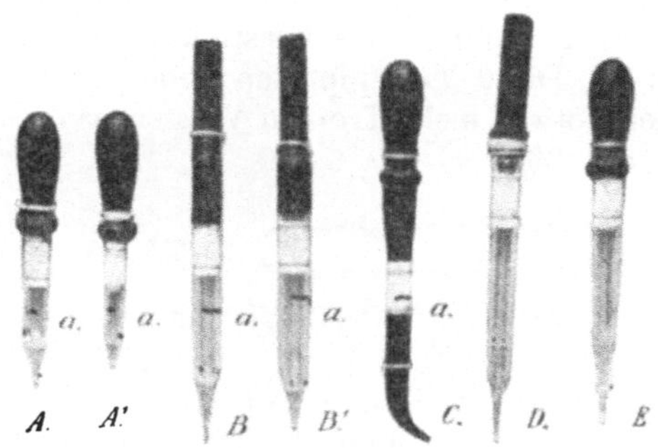

Fig. 13. Tropfpipetten.
A Die Abtropffläche = 1–2 mm. A[1] Die Abtropffläche = 2–4 mm.
B—B[1]—C Die Abtropffläche ist wechselnd. D Normal-Tropfenzähler.

Die Tropfenzahl pro g ist aus der folgenden Tabelle ersichtlich (Tab. 5.).

Tabelle 5.

Min. und max. Werte zu den Pipett-Typen *A*, *B* und *C*.

Typus	Wasser	Spir. Tinkt.	Äther. Tinkt.
A	22—**43**	39—**104**	56—**154**
B	**18**—26	**28**—39	**48**—61
C	21—29	56—64	74—84

Wir sehen also, wie sehr wechselnd die jetzt im Handel geführten Pipetten in bezug auf ihre Abtropffläche sind.

Mit Hilfe einer und derselben Pipettype (*A*) erhält man also bei gewissen Versuchen von Spiritus- und ätherischen Tinkturen bis dreimal größere Zahlen von Tropfen pro g als in anderen Versuchen.

Vom Standpunkte der Dosierung sind also gewöhnliche Pipetten ganz zu verwerfen.

Normaltropfenzähler. Um eine bestimmte Norm für die Tropfengewichte der gewöhnlichsten Flüssigkeiten zu erhalten, wurde auf dem Internationalen Kongreß in Brüssel im Jahre 1902 bestimmt, einen sogenannten Normaltropfenzähler einzuführen. Dieser sollte eine runde Abtropffläche von 3 mm Diameter besitzen, so daß 1 g Wasser von + 15° C 20 Tropfen entspricht (Fig. 13, *D*).

Kontrollierte Normaltropfenzähler geben zwar von Wasser 20 Tropfen pro g. Einige Fabriken liefern aber sogenannte »Tropfenzähler mit Normalspitze«, welche aus einem Kapillarröhrchen, an einem Ende eines Glasröhrchens eingeschmolzen, besteht (Fig. 14). Diese Tropfpipetten geben nicht ganz genau, sondern meistens etwas mehr Tropfen Wasser pro g, als die vorgeschriebene Zahl 20.

Fig. 14. Normaltropfenzähler.

Außerdem kommen im Handel Patenttropfengläser mit »Normalspitzen« vor, die auch ungefähr 20 Tropfen Wasser pro g geben.

Tabelle 6.

Tropfenzahlen für Normaltropfenzähler (nach Eschbaum).

Tropfen pro g	
20	Wasser, Wasserlösungen und verdünnte Säuren
32	Liqu. Kalii arsenicosi
40	Aq. Amygd. amar. und fluid-Extrakte
45	Ätherische und fette Öle, die Opium-Tinkturen
54	Anistropfen, Spir. dil., Spir.-Lösungen, Spir.-Tinkturen
65	Spir. aethereus und äther. Tinkturen.

Wir sehen also, daß die Tropfenzahlen der einzelnen Flüssigkeiten ziemlich wechselnd sind.

Für das Gedächtnis kann man sich aber folgendes einprägen

Wasser und verdünnte Säuren	= 20	Tropfen
Aq. amygd. amar. und Fluidextr. etwa	40	»
Liqu. ammon. anis. und Spiritustinkt.	54	»
(Tinct. opii nur 45)		
Ätherische Tinkturen	65	»

Weiter ist hervorzuheben, daß die Tropfenzahl für Mischungen ungefähr zwischen derjenigen der einzelnen Komponenten liegt.

Für Lösungen von Salzen und dergl. in Wasser gilt, ohne Rücksicht auf die Konzentration, die Tropfenzahl des Wassers, ebenso auch für Lösungen in Spiritus die Tropfenzahl des Spiritus.

Patenttropfgläser. Bei den Patenttropfgläsern, besonders der Firma Lamprecht, ist die Abtropffläche so berechnet, daß diese Flaschen fast ausnahmslos dieselbe Zahl von Tropfen bei ähnlichen Flüssigkeiten geben (Fig. 15, *A* und *B*).

Bei anderen Fabrikaten ist, wie man in Fig. 15, *C* sieht, die Abtropffläche kleiner als in *A* und *B*. Selbstverständlich wird dadurch die Zahl der Tropfen pro g größer.

Es müßten durchaus alle Fabriken, die Patenttropfgläser liefern, genau beachten, daß die Abtropffläche bei allen Flaschengrößen genau dieselbe ist und 15 Tropfen Wasser pro g entspricht.

Nicht selten sieht man derartige Flaschen, die zwar eine richtige Abtropffläche haben und trotzdem wird die Zahl der Tropfen pro g bedeutend kleiner als normal, d. h. 15 für Wasser. Es hängt dies damit zusammen, daß der Pfropfen so eingeschliffen ist, daß der ganze Raum zwischen der Abtropffläche und der Flaschenmündung von Flüssigkeit ausgefüllt ist (Fig. 16).

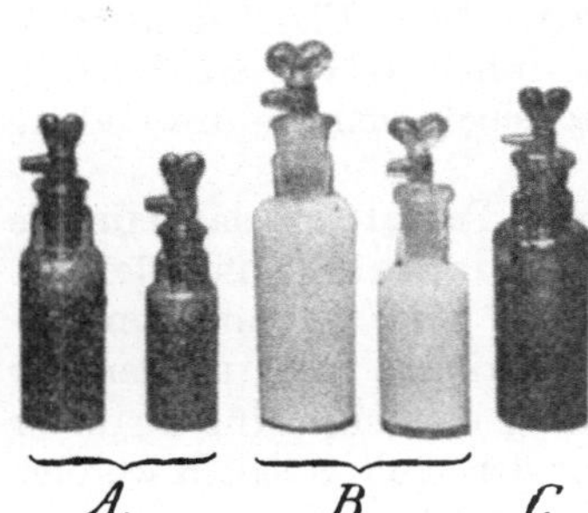

Fig. 15. Patenttropfgläser.

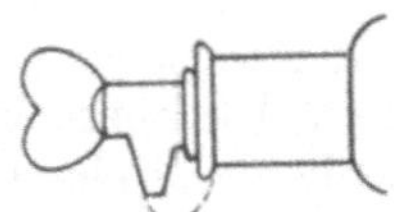

Fig. 16. Patenttropfglas.

Aus großen Versuchsreihen, die ich angestellt habe, geht jedoch hervor, daß Patenttropfgläser im allgemeinen eine genügend genaue Zahl von Tropfen pro g liefern. Wenn man diese Zahlen etwas abrundet, so kann man folgende für eine exakte Dosierung wichtige Regel aufstellen:

Tabelle 7.

Tropfenzahlen für Patenttropfgläser.
(Typus Lamprecht.)

Die Zahl der Tropfen pro g beträgt für

Wasser, Wasserlösungen und verdünnte Säuren	15
Aq. amygd. amar. und Fluidextrakte	30
Anistropfen, Spiritus, sowie deren Lösungen und Tinkturen	40
Ätherische Tinkturen	50

Diese Zahlen sind für die Praxis außerordentlich wichtig.

Wir sehen also, daß wir Tropfen mit genügender Genauigkeit sowohl mit Hilfe des Normaltropfenzählers als auch mit Patenttropfengläsern dosieren können, wenn diese eine richtige Abtropffläche haben.

Wenn wir die Frage aufwerfen, was von diesen beiden in praktischer Hinsicht vorzuziehen ist, so müssen wir die Vor- und Nachteile derselben miteinander vergleichen.

Der Normaltropfenzähler ist ein ziemlich zerbrechliches Instrument. Außerdem ist der Kanal des Kapillarröhrchens so fein, daß er leicht von den harzartigen Substanzen und den Extraktivstoffen, welche die meisten Tinkturen, Fluidextrakte und dergl. enthalten, verstopft wird. Die Pipette ist außerdem schwer zu reinigen.

Die Patenttropfgläser sind ziemlich dickwandig. Die Glaspfropfen sind solid konstruiert. Der Tropfkanal ist leicht zu erreichen und deshalb leicht zu reinigen. Diese Flaschen besitzen außerdem noch den Vorteil, daß ihr Inhalt relativ steril aufbewahrt wird, wenn der Glaspfropfen jedesmal nach der Anwendung der Flasche umgedreht wird.

Aus diesem Grunde sind kontrollierte Patenttropfgläser für die Patienten vorteilhafter. Deswegen sollen wir uns so häufig wie möglich ihrer bedienen. Der Preisunterschied zwischen ihnen und gewöhnlichen Flaschen ist ja ein relativ geringer. Wir müssen vor allem an die Genauigkeit der Dosierung denken. Nur in dieser Weise würde ein großer Übelstand aus der Welt geschafft werden.

Da es relativ wenige giftige Tinkturen gibt, sondern die meisten ziemlich indifferent sind, so kommt es in vielen Fällen nicht so genau auf die Dosierung an.

In bezug auf Tinctura Digitalis und Strophanti, Liquor Kalii arsenicosi usw. aber müssen wir eine ganz exakte Dosierung beobachten.

Es ist wichtig, sich zu erinnern, daß alle Tinkturen und Weine Alkohol enthalten. Sie geben deswegen die Reaktionen des Alkohols.

So geben sie mit Eiweiß eine Fällung (Liquor Ferri albuminati).

Mit Chloralhydrat bilden sie unter Umständen Chloralalkoholat mit ganz anderen physiologischen Wirkungen.

Auch ist zu bemerken, daß in gewissen Tinkturmischungen event. schwere Fällungen entstehen können. Eine genaue Dosierung ist dann nicht möglich. Die Fällung ist nämlich so schwer, daß sie sich auf dem Boden der Flasche absetzt und wenn man die vorgeschriebene Zahl von Tropfen abgezählt hat, ist die Mischung schon lange nicht mehr homogen.

Sehr häufig kommt folgende irrationelle Tropfenkombination vor.

R. Liqu. Ammon. anis.
Morphin. hydrochlor.
M. D. S.

Durch Ammoniak wird aber fast alles Morphin als Kristalle gefällt, die an den Wänden und am Boden der Flasche so fest anhaften, daß der Patient fast gar kein Morphin bekommt.

Aufstellung der Formel. Wenn wir die Tropfenzahlen pro g der verschiedenen Flüssigkeiten für bestimmte Flaschen bzw. Pipetten kennen, gestaltet sich die Berechnung der Dosen sehr einfach.

Wir wollen annehmen, daß wir eine Wasserlösung von Morphin. hydrochlor. à 0,005 pro Dosi in ein Patenttropfglas verordnen wollen.

Um die Lösung haltbarer zu machen, fügen wir etwas Spiritus hinzu.

Die Flasche gibt 15 Tropfen Wasser pro g. Der unbedeutende Zusatz von Spiritus verändert die Tropfenzahl fast gar nicht.

R.	Morphin. hydrochlor.	0,05
	Spir.	1,0
	Aq. destill.	10,0

M. D. S.
1 g = 15 Tropfen enthalten 0,005 Morphin.

Mixturae, Mixturen.

Unter einer Mixtur versteht man im allgemeinen eine Mischung in flüssiger Form, welche löffelweise oder grammweise eingenommen wird.

Die Dosierung von Mixturen. Löffel. Man schätzt im allgemeinen einen Eßlöffel zu 15, einen Kaffeelöffel zu 10 und einen Teelöffel zu 5 g.

Alle diese Zahlen sind aber ganz approximativ. In der Tat wechselt nämlich der Inhalt der Löffel innerhalb weiter Grenzen.

Außer dem Unterschiede in bezug auf die Größe der Löffel müssen wir noch mit der Fehlerquelle rechnen, die dadurch entsteht, daß verschiedene Patienten beim Einnehmen von Arzneien die Löffeln ganz verschieden füllen. Der eine gießt nur soviel Arznei hinein, daß der Löffel eben voll ist, der andere dagegen füllt ihn bis zum Rand, so daß er beinahe überläuft. Das letztgenannte ist besonders bei Bauern der Fall.

Um die Unterschiede einer größeren Anzahl von Löffeln verschiedener Größe nachweisen zu können, habe ich von Krankenhäusern, Arbeiter- und Bürgerfamilien, Eisenhandlungen und Goldwarengeschäften Eß-, Kinder- und Teelöffel verschiedener Größe und Form ausgewählt.

Die im folgenden angeführten Zahlen bezeichnen die Anzahl ccm destillierten Wassers von + 15° C, die verbraucht wurden zum einfachen Füllen der Löffel und zum Vollgießen bis an den Rand. Das Wasser wurde einer Bürette entnommen.

Zunächst einige Zahlen in bezug auf folgende hier abgebildete kleine Kollektion von Löffeln verschiedener Größe (Fig. 17 u. Tab. 8).

Die Löffel wurden bis an den Rand gefüllt.

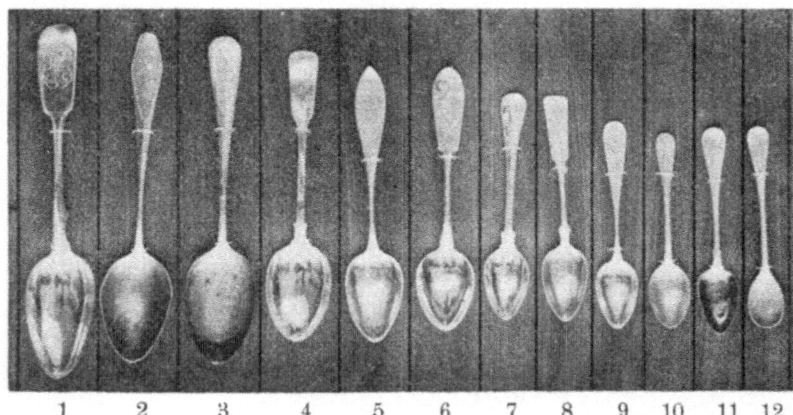

Fig. 17. Löffel.

Tabelle 8.

Nr.					
Nr.	1	Eßlöffel	von	Silber	31,9 ccm
»	2	»	»	Neusilber	24,2 »
»	3	»	»	Zinn	19,6 »
»	4	»	»	Silber	16,8 »
»	5	Kaffeelöffel	»	Silber	15,1 »
»	6	»	»	Neusilber	12,2 »
»	7	Teelöffel	»	Silber	7,7 »
»	8	»	»	»	6,8 »
»	9	»	»	Neusilber	5,4 »
»	10	»	»	Zinn	4,6 »
»	11	»	»	Neusilber	3,8 »
»	12	»	»	Zinn	2,6 »

Wir sehen also, daß der Eßlöffel Nr. 1 beinahe doppelt soviel enthält als der Löffel Nr. 4 (31,9 und 16,8 ccm). Der Teelöffel Nr. 7 enthält dreimal soviel wie der Teelöffel Nr. 12 (7,7 und 2,6 ccm).

Im folgenden werden wir noch den Inhalt von Eß-, Kaffee- und Teelöffeln je 30 Stück anführen. Die Löffel stammten aus verschiedenen Zeiten von 1850—1916 und waren von Silber, Neusilber oder Zinn (Tab. 9).

Tabelle 9.

Eßlöffel	voll	min.	14,9	max.	21,1
»	bis an den Rand	»	16,8	»	21,8
Kaffeelöffel	voll	»	6,7	»	12,4
»	bis an den Rand	»	9,8	»	14,9
Teelöffel	voll	»	3,3	»	6,1
»	bis an den Rand	»	3,9	»	6,7

Wir sehen überall so große Abweichungen von der angegebenen Norm, daß keine Rede von einer exakten Dosierung sein kann. Löffel als Maß für die Einnahme von Arzneien sind also ganz verwerflich.

Einnehmegläschen. Im allgemeinen ist man der Ansicht, daß die Marken der Einnehmegläser richtig sind.

Um das zu kontrollieren, habe ich 8 Serien solcher Gläser verschiedener Fabrikate untersucht (Fig. 18 *A—G*).

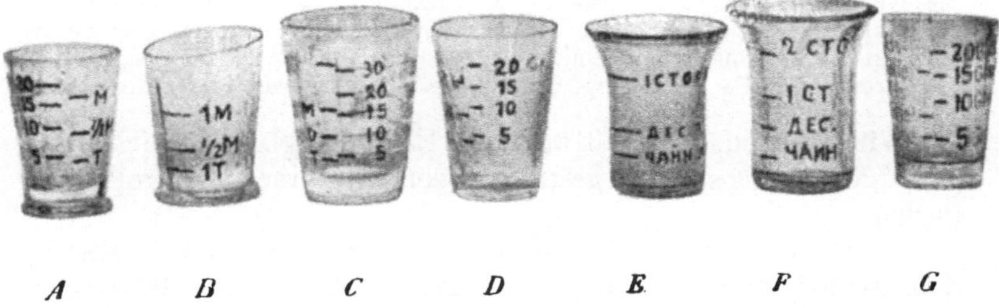

Fig. 18. Einnehmegläschen.

Einige von ihnen waren nur mit Marken für Eß-, Kaffee- und Teelöffel versehen, andere außerdem noch mit Marken für 5, 10, 15 und 20 ccm (Tab. 10).

Die Gläser wurden auf einer horizontalen Unterlage untersucht.

Tabelle 10.

Mittelzahlen für Einnehmegläschen A—H.

Gruppe	A	B	C	D	E	F	G	H
5 g	3,3	—	3,6	6,6	—	—	6.9	3.0
10 g	8,1	—	7,8	12,9	—	—	13,2	9,4
15 g	12,8	—	13,9	17,3	—	—	18.6	15,2
20 g	18,3	—	19,4	24,4	—	—	23.7	—
1 Teelöffel	3,2	3,4	3,4	5,1	5,0	3,4	6,2	3,0
1 Kaffeelöffel	—	—	8.2	—	10,9	8,6	—	—
1 Eßlöffel	15,0	15,1	15,0	19,9	20,1	13,0	17,2	16,0

Wir sehen also, daß die Marke 5 g in der Gruppe A 3,3, in der Gruppe C 3,6, in der Gruppe D 6,6 und in der Gruppe G 6,9 g entspricht. Also erhält der Patient mit einem Glase aus der Gruppe D oder G zweimal soviel als mit einem Glase aus der Gruppe A, C oder H. In keinem Fall aber die vorgeschriebene Menge 5 ccm.

Der Inhalt für einen Teelöffel ist in der Regel zu klein (3—3,4 ccm). Dagegen ist die Marke für einen Eßlöffel in den Gruppen A, B, C richtig. Ein Blick auf die Tabelle zeigt übrigens, daß fast sämtliche Marken zu hoch oder niedrig sind, mit einem Worte unrichtig.

Worauf beruht dies?

Der Fehler ist sehr leicht zu entdecken. Untersucht man nämlich die Gläser einer und derselben Gruppe etwas näher, so findet man, daß die Form und Dicke ihres Bodens sehr wechselnd ist. Das beruht auf Fehlern beim Gießen. Bei vielen Gläsern ist der Boden auch ganz schief. Deshalb können die Marken nicht den betr. Zahlen von g entsprechen.

Diesen Fehlern kann wohl nur in der Weise abgeholfen werden, daß die Formen, die beim Gießen angewandt werden, nur mit Rubriken für bzw. Löffel bezeichnet werden, aber ohne die entsprechenden Marken. Erst nach dem Gießen müßte die jeder Rubrik entsprechende Zahl ccm ausgemessen werden und dann die Flüssigkeitsniveaus mit Marken versehen werden, die später im Glase eingeätzt werden.

Nur wenn man jedes Glas für sich gradiert, kann man die Formfehler beim Gießen ausgleichen. Die dadurch entstehende Verteuerung in bezug auf den Verkaufspreis kann nicht sehr groß sein. Wir müssen ja doch bedenken, daß die Dosierung nur in dieser Weise richtig werden kann.

Wir sehen daher, daß auch die Einnehmegläschen nicht eine ganz genaue Dosierung gestatten, sondern einer Kontrolle bedürfen.

In allen diesen Fällen können wir uns aber damit trösten, daß es bei Arzneien, die in so großen Dosen wie löffelweise eingenommen werden, meistens nicht auf eine ganz genaue Dosierung ankommt und daß die Dosierungsfehler jedesmal annähernd gleich groß werden, wenn der Kranke immer denselben Löffel benutzt.

Korrigentien für Mixturen. Die Auswahl richtiger Korrigentien ist in der Praxis von größerer Bedeutung, als der junge Arzt glaubt, und stellt manchmal seine Erfahrung und Geschicklichkeit auf eine schwere Probe. Es gilt nämlich nicht nur die äußeren Eigenschaften einer Arznei in bezug auf Geschmack, Geruch und Aussehen zu korrigieren, sondern wir müssen auch die passendsten Flüssigkeiten, mit welchen die Arznei einzunehmen ist, auswählen.

Die therapeutische Wirkung der Korrigentien ist nicht zu überschätzen. Dazu sind die Mengen, in welchen sie gewöhnlich verordnet werden, viel zu klein. In psychischer Hinsicht spielen aber besonders die Geschmackskorrigentien eine gewisse Rolle. Wenn wir die richtige Auswahl getroffen haben, können wir nämlich manchmal vermeiden, daß der Patient unwohl wird, erbricht u. dgl.

Nicht selten kommt es vor, daß besonders Kinder schlecht schmeckende Arzneien nicht einnehmen wollen. Wenn man sie dazu zwingt, bekommen sie Erbrechen. Dasselbe ist auch der Fall bei vielen Erwachsenen, besonders Neurasthenikern, die oft sehr empfindlich in dieser Hinsicht sind.

Wenn wir lernen wollen, das passendste Korrigens in jedem Falle auszuwählen, so gibt es nur einen Weg. Wir müssen selbst in einer Apotheke Probemischungen machen und sie kosten. Nur die Übung macht den Meister.

Den üblen Geschmack einer Arznei können wir fast niemals vollkommen verdecken. Wir können ihn nur mildern. Leider wird aber in dieser Hinsicht viel gesündigt. Nicht wenige der Mittel, die zur Korrektur einer übelschmeckenden Arznei zugesetzt werden, machen in der Tat den Geschmack noch widerwärtiger als vorher. So z. B. der Zusatz von Sirup zu jod- oder salizylhaltigen Mixturen.

Wir müssen auch die Wünsche und Lebensgewohnheiten der Patienten berücksichtigen. So können wir in bezug auf Kinder den Grundsatz befolgen, daß der Zweck die Mittel heiligt. Kinder lieben wie bekannt Süßigkeiten. Kleinen Pulvermengen kann man also einen Teelöffel feinen Zucker oder Schokoladepulver, eingemachte Beeren u. dgl. einschmuggeln, ohne daß das Kind eine Ahnung davon hat. Zu Mixturen können wir wieder einen wohlschmeckenden säuerlichen Sirup zusetzen, wenn dieser sonst in chemischer Hinsicht in die Mischung paßt.

Dagegen ist hervorzuheben, daß der Zusatz von Sirupen bei empfindlichen Frauen und besonders bei Männern, welche rauchen, gewöhnlich Widerwillen verursacht.

Auch vom pharmakotechnischen und ästhetischen Standpunkte aus muß eine Arzneimischung gewisse Bedingungen erfüllen. So muß ein flüssiges Mittel klar sein. Es darf weder eine Trübung, noch einen Bodensatz enthalten, denn sonst wird die Dosierung, wie wir später sehen werden, ungenau.

Bei der Auswahl von Geschmackskorrigentien kann man gewisse allgemeine Regeln aufstellen. Vor allem müssen wir ihre Wirkungen, Reaktionen und ihren ursprünglichen Geschmack kennen. Sonst tasten wir im Dunkeln, und jeder Zusatz wird ein Hasardspiel.

Wir teilen die Korrigentien für praktische Zwecke am besten dem Geschmack nach ein.

1. Süße Geschmackskorrigentien. Zu dieser Gruppe gehören Zucker, Honig und Lakritzensaft.

Bitterschmeckenden Mixturen wird oft Sirupus simplex zugesetzt. Es ist dies aber ein Fehler, weil Zucker nur unvollständig einen bitteren Geschmack verdeckt. Vorzuziehen sind Honig (Mel), Pomeranzensirup (Sirupus Aurantii), Zimtsirup (Sirupus Cinnamomi): im allgemeinen solche Präparate, die Gewürze enthalten.

Wir haben oben schon bemerkt, daß der therapeutische Effekt der Geschmackskorrigentien nicht hoch zu bemessen ist. Jedoch müssen wir schon aus logischen Gründen ihre Wirkungen berücksichtigen, denn es ist ja lächerlich, wenn man z. B. einer expektorierenden Mixtur einen abführenden Sirup zusetzt.

Abführend wirken:

Mannasirup (Sirup. Mannae), besonders für Säuglinge geeignet,
Kreuzdornbeerensirup (Sirup. Rhamni catharticae),
Rhabarber-Sirup (Sirupus Rhei),
Senna-Sirup (Sirupus Sennae).

Expektorierend wirken:

Ipecacuanha-Sirup (Sirupus Ipecacuanhae),
Lakritzen-Saft (Succus Liquir. depur.).

Roborierend wirkt:

Jodeisen-Sirup (Sirupus Ferri jodati), der besonders in der Kinderpraxis häufig Verwendung findet.

Bei dem Zusatz von Sirupen müssen wir genau sowohl die Reaktion der Mixtur als die Reaktion des Sirups berücksichtigen.

Wenn wir nämlich zu einer Mixtur, die z. B. Soda, Chlorammonium, Anistropfen, Kalkwasser u. dgl. enthält und also alkalisch reagiert, sauer reagierende Fruchtsirupe, wie Sirup. Ribium, — Rubi Idaei, — Cerasorum u. dgl., zusetzen, so wird die schöne Naturfarbe des Sirups zersetzt und es entsteht eine mißfarbige, schmutzige, graugrüne Mischung. In sauer reagierenden Mixturen verändern sich die Farben der sauren Fruchtsirupe dagegen nicht.

Zu alkalisch reagierenden Mixturen setzen wir am besten alkalisch reagierende Sirupe, wie z. B. Sirup. Rhei oder ganz einfach Sirup. simplex zu.

Um den kratzenden Geschmack des Salmiaks zu decken, wendet man gewöhnlich Lakritzenextrakt (Succ. Liquis. depur.) (8 %) an.

Übrigens darf nicht übersehen werden, daß der Zusatz von Sirup immer eine gewisse Gefahr mit sich bringt.

Zucker enthaltende Flüssigkeiten sind nämlich immer ausgezeichnete Nährböden für allerlei Pilze und Bakterien. Es treten also schon bei Zimmertemperatur, besonders aber während der warmen Jahreszeit, Gärungsprozesse ein, durch welche nicht nur die Sirupe, sondern die ganze Mixtur zerstört werden kann.

Besonders bei kleinen Kindern ist es gar nicht ungewöhnlich, daß gärende Mixturen in der warmen Jahreszeit Digestionsstörungen verursachen.

Gewissermaßen können wir den Gärungsvorgängen in der Weise vorbeugen, daß wir der Mixtur einen Zusatz von Chloroform (1 Tropfen : 100 g) oder Saccharin (0,01 — 0,02 %) geben.

Bei der Verordnung süßer Mixturen ist nicht zu vergessen, dem Patienten zur Aufbewahrung der Arznei einen kühlen Ort anzuempfehlen.

Ein häufig vorkommender Fehler ist, daß man Sirup. ferri jodati mit alkalisch oder sauer reagierenden Flüssigkeiten mischt. Der Sirup wird nämlich dabei sofort zersetzt. Überhaupt soll man sich hüten, Pflanzensirupe, besonders die gerbsäurehaltigen (Sirup. Rhei), mit Eisenpräparaten zu mischen, denn sie werden mißfarbig und zersetzen sich. In solchen Fällen benutzt man lieber Sirup. simplex oder Saccharin.

Saccharin ist in Wasser schwer löslich. Durch Zusatz von etwas Alkali, z. B. Soda, kann man es aber leicht auflösen. In sauer reagierenden Mixturen kann man dagegen Saccharin nicht verwenden.

2. Sauere Geschmackskorrigentien. Von diesen sind die betreffenden Fruchtsirupe schon erwähnt. Außerdem werden Zitronensäure (Acidum citricum), Weinsäure (Acidum tartaricum), Salzsäure (Acidum hydrochloricum dilutum), Phosphorsäure (Acidum phosphoricum) hauptsächlich angewandt.

Auch Kohlensäure in Form von Mineralwässern (Selters, Soda, Apollinaris, Wichy) u. dgl. ist besonders für Brom- und Jodsalze ein ausgezeichnetes Geschmackskorrigens.

Für diesen Zweck wird auch die offizinelle Potio Rivieri angewandt:

Acid. citric.	4,0
Natr. carbon.	9,0
Aq.	190,0

M.

Recht beliebt sind die künstlichen Brausepulver. Wohlschmeckend sind unter diesen Magnesium citricum effervescens, Sandows Brausesalze usw.

Eine gute Mischung ist folgende:

R. Natr. bicarb. 25,0
Acid. tartar. 24,0
Sacch. 50,0
Ol. citri gtt. I
M. f. pulv. D. S.
Trocken aufzubewahren!
Ein Teelöffel auf ein Glas Wasser.

Hierbei verfährt man am besten so, daß der Kranke das Mittel zunächst in etwa $^1/_4$ Glas Mineralwasser einnimmt. Darauf läßt man noch $^1/_2$ Glas reines Mineralwasser nachtrinken. In dieser Weise spürt er von der eingenommenen Arznei gewöhnlich beinahe nichts.

Aromatische Geschmackskorrigentien. Für viele unangenehm ja ekelhaft schmeckende Arzneimittel eignet sich der Zusatz von einem aromatischen Mittel. Die gewöhnlichsten von diesen sind:

für Mixturen: Aqua Cinnamomi, — Foeniculi, — Menthae piperitae.
» Tropfen: Tinctura aromatica, — Aurantii, — Cinnamomi.

Auch Weine, besonders Madeira ist ein gutes Mittel, um den bitteren Geschmack vieler Mixturen und Tropfen zu mildern.

Zum Einnehmen von Rizinusöl und Chloralhydrat eignet sich Bierschaum ausgezeichnet.

Der ekelhafte Geschmack von Leberthran (Oleum Jecoris Aselli) wird gut dadurch gedeckt, daß man das Öl mit Eigelb emulgiert, unter Zusatz von Pfefferminzöl (Oleum Menthae piperitae gutt. 1 : 100 g).

In diesem Zusammenhang soll noch darauf hingewiesen werden, daß Mittel, welche die Emaille der Zähne angreifen, wie z. B. Eisen, Salzsäure u. dgl., am besten durch ein Glasrohr einzunehmen sind.

Unverträgliche Mixturen. Da viele Mixturen Metallsalze, Alkaloide, Glykoside, Gerbstoffe u. dgl. enthalten, kommen irrationelle Mischungen sehr häufig vor. Auf Einzelheiten in dieser Richtung können wir hier nicht näher eingehen, sondern verweisen auf das wichtige Kapitel über unverträgliche Arzneimittel (S. 86).

Aufstellung der Rezeptformel. In praktischer Hinsicht gestaltet sich die Dosierung folgendermaßen:

Zunächst bestimmen wir die einzunehmende Einzelmenge in ccm. Durch Multiplikation berechnen wir dann die Gesamtmenge der Mixtur. Diese soll immer eine abgerundete Zahl sein, welches man dadurch erreicht, daß man die Gesamtmenge des Vekikels (Wasser, Spiritus, Öl u. dgl,) mit ad bezeichnet.

Beispiele:

Natr. salicyl. a 1 g pro dosi in 15 ccm Mixtur,
Tinct. Cinnamomi als Korrigens.
R. Natr. salicyl. 10,0
Tinct. Cinnamomi 4,0
Aq. destill. ad 150,0
M.D.S.
15 ccm (= 1 Eßlöffel) enthalten 1 g Natr. salicyl.

Codein phosphor. a 0,02 pro dosi in 5 ccm Mixtur.
R. Codein. phosphor. 0,4
Sir. simpl. 15,0
Aq. Menthae pip. ad 100,0
M.D.S.
5 ccm (= 1 Teelöffel) enthalten 0,02 g Codein. phosphor.

Saturationes (Sättigungen). Man benutzt hie und da die Saturationen, d. h. saure Lösungen, die mit einem kohlensauren Salz gesättigt werden.

Die Saturationen werden in der Weise bereitet, daß Alkalien und Säuren, in stöchiometrisch berechneten Mengen, gemischt werden. Die Kohlensäure entwickelt sich aber so leicht und heftig, daß die Flasche zerspringen kann, wenn sie nicht besonders dickwandig ist. Deshalb ist diese Arzneiform zu vermeiden.

Offizinell ist noch die Potio Rivieri (S. 77).

Als Geschmackskorrigens für schlechtschmeckende Salze, wie Brom- und Jodsalze, werden viel besser die gewöhnlichen kohlensauren Wasser usw. verwendet (S. 78).

Mixturae agitandae (Schüttelmixturen). Nach Kobert enthält eine Schüttelmixtur eine Suspension eines unlöslichen Pulvers in einer Flüssigkeit. Nach kräftigem Umschütteln soll die Verteilung des Pulvers eine Zeitlang gleichmäßig bleiben.

Schüttelmixturen werden seit alten Zeiten angewandt um das Einnehmen von unlöslichen Pulvern, wie Wismutsalzen,

Magnesia u. dgl. für solche Patienten zu erleichtern, die trockene Pulver, Oblaten, Pillen usw. nicht einnehmen können. Dabei darf es selbstverständlich nicht auf eine genaue Dosierung ankommen. Deshalb muß man sich davor hüten, differente Mittel, wie Narkotika (Opium) u. dgl., besonders bei Kindern, als Schüttelmixtur zu verordnen.

Kobert hebt aber hervor, daß Schüttelmixturen eine irrationelle Arznei. bezeichnen. Offizinell sind sie wohl in keinem Lande mehr. Trotzdem werden sie aber leider noch heutzutage in der Praxis ziemlich häufig vorgeschrieben.

In manchen Fällen hängt dieses mit der Unkenntnis der Löslichkeitsverhältnisse der verordneten festen Substanzen in der angewandten Flüssigkeit zusammen.

Häufig kommen z. B. Infuse und Dekokte vor, die ungelöste Soda enthalten.

R. Infus. Gentian. 15,0 : 200,0
Natr. bicarb. 30,0
M.D.S.

Da Soda sich nur im Verhältnis 1 : 12 löst, enthält eine solche Mixtur einen Bodensatz von ungelöster Soda.

Um die Dosierung der Schüttelmixturen zu kontrollieren, habe ich einige der häufiger vorkommenden geprüft. Die Mixturen wurden möglichst einfach zusammengesetzt.

Die Untersuchung ging in der Weise vor sich, daß die Mixtur zuerst kräftig umgeschüttelt wurde. Danach wurden Portionen zu 10 g in Porzellanschälchen abgewogen und im Wasserbade eingetrocknet. Die Reste wurden dann im Trockenschrank bis zur Gewichtskonstanz getrocknet.

Im folgenden werde ich die Resultate einiger dieser Versuche angeben.

R. Natr. bicarb. 9,0
Aq. destill. ad 60,0
M. D. S.

Die Trockensubstanz betrug 0,72—0,79—0,74—0,84—0,78—1,77 g.

R. Bismuth. subsalicyl. 1,8
Sir. simpl. 5,0
Aq. destill. ad 60,0
M. D. S.

Das Pulver wurde mit dem Sirup emulgiert. Dann wurde das Wasser zugegeben.

Die Trockensubstanz betrug 0,64—0,72—0,63—0,84—0,76—1,14 g.

Wenn man von solchen Schüttelmixturen die verschiedenen Portionen aus der Flasche nimmt, kann man beobachten, daß das ungelöste Pulver ganz allmählich zum Boden der Flasche herabsinkt, unmittelbar nachdem das Schütteln aufgehört hat. Dieses hat zur Folge, daß die zuletzt herausgenommene Portion am größten wird, gewöhnlich bis zweimal größer als die vorhergehenden. Übrigens waren keine Dosen ganz exakt.

Diese Regel betrifft relativ schwere Pulver.

Als Beispiel eines spezifisch leichteren, aber im Wasser fast unlöslichen Pulvers wurde Magnesia usta gewählt.

R. Magnes. ustae 2,5
Sir. simpl. 10,0
Aq. destill. ad 60,0
M. D. S.

Eßlöffelweise bei Säurevergiftung einzunehmen (Kobert).

In dieser Mixtur hielt sich das Pulver etwas gleichmäßiger in der Flüssigkeit suspendiert als in früher aufgeführten Fällen.

Die Trockensubstanz betrug 1,49—1,34—1,62—1,11—1,51—1,40 g.

Wir finden also auch in bezug auf spezifisch leichtere Pulver Unterschiede (1,62—1,11) 0,51 g. Die Dosen sind daher inexakt.

Bei der Mischung von

1. Alkaloiden, wie Morphinum hydrochloricum, Codeinum phosphoricum u. dgl. mit
2. Gerbsäuren, wie Acid. tannicum, Präparaten von Cortex Chinae, Cortex Condurango, Rhiz. Rhei, Weinen u. dgl.

entstehen Fällungen oder Bodensätze. Auch solche Mixturen sind also als Schüttelmixturen anzusehen. Ganz wie in den vorigen war auch hier die Dosierung im höchsten Grade ungenau. Außerdem enthält die Fällung oder der Bodensatz manchmal den wirksamen Teil der ganzen Mixtur in konzentrierter Form und kann unter Umständen lebensgefährlich sein.

Aus dem obigen geht hervor, daß Schüttelmixturen vom Standpunkt der Dosierung zu verwerfen und überhaupt tunlichst zu vermeiden sind.

Emulsiones, Emulsionen.

Man unterscheidet 2 Arten Emulsionen, nämlich echte und künstliche.

Die echten oder Samenemulsionen werden in der Weise bereitet, daß fette Samen, meistens Mandel- oder Hanfsamen, erst kräftig zerstoßen und dann mit Wasser gemischt werden (1 : 10).

Die künstlichen Emulsionen enthalten meistens fette Öle, selten ätherische Öle, Balsame, Kampfer und dgl.

Die fetten Öle werden meist mit Hilfe von Gummi arab. emulgiert. Auf 2 Teile Öl nimmt man gewöhnlich 1 Teil Gummi.

Die offizinelle Emulsio oleosa enthält:

Ol. Amygd. dulc. 2,0
Gummi arab. 1,0
Aq. destill. 17,0
M.

Bei der Verordnung von Kampfer in größeren Dosen pro usu interno, wird die Emulsionsform empfohlen, weil Kampfer in Wasser unlöslich, in Öl aber leicht löslich ist, und sich deshalb mit Arabigummi emulgieren läßt.

R.	Camphorae	2,0
	Ol. Amygd. dulc.	20,0
	Gummi arab.	10,0
	Sir. Cinnamomi	25,0
	Aq. ad emuls.	125,0
	M. D. S.	

Da die meisten Emulsionen Mischungen von fetten Ölen und Wasser sind, ist es leicht zu verstehen, daß sie wenig haltbar sind. Schon bei Zimmertemperatur und besonders in der warmen Jahreszeit, wird das Fett leicht ranzig, wodurch die Emulsion einen unangenehmen Geruch und einen ekelhaften Geschmack bekommt.

Außerdem enthalten sie öfters Sirup. Sie sind deswegen leicht zersetzlich und bilden einen guten Nährboden für die Entwicklung der Bakterien und Pilze.

Da eine gleichmäßige Suspension des Fettes und Wassers ziemlich problematisch ist, so ist es klar, daß die Dosierung, besonders nach Zusetzen von anderen Arzneimitteln, ziemlich ungenau werden muß.

Auch in chemischer Hinsicht sind die Emulsionen sehr empfindlich, besonders in bezug auf Zusetzen von Säuren, Salzen, Tinkturen und dgl. Ihre ganze Homogenität ist nämlich davon abhängig, daß das Verhältnis zwischen Öl und Gummi gleich 2 : 1 ziemlich konstant bleibt.

Aus dem obigen dürfte hervorgehen, daß Emulsionen am besten durch andere Maßnahmen zu ersetzen sind.

In neuer Zeit sind sogenannte Emulgate in den Handel gekommen. Sie bestehen aus Verreibungen von Roborat (Klebereiweiß) mit 50 % Fett in Pulverform und werden bei der Mischung mit dem Magendarminhalt emulgiert. Besonders empfohlen wird Kopaiva-, Santal- und Jodipinemulgat.

Infusa et Decocta, Infuse und Dekokte.

Um bei vegetabilischen Drogen die wasserlöslichen wirksamen Bestandteile in Lösung bringen zu können, werden die Drogen in verschiedener Weise extrahiert. Die dabei angewandten Zubereitungsformen haben je nach ihrer Art verschiedene Namen erhalten: Mazeration bedeutet eine Extraktion bei Zimmertemperatur; Digestion bei gelinder Wärme; Infusion während

5 Minuten im Dampfbade; Dekokt während 1/2 Stunde im Dampfbade.

Bei diesen Operationen fällt die Extraktion manchmal ganz ungleichmäßig aus und die dabei entstandenen Produkte enthalten nur einen Teil der wirksamen Bestandteile der Mutterdroge.

Die Dosierung ist also auch hier ganz ungleichmäßig. Auch in bezug auf die Haltbarkeit dieser Extraktionsformen ist nichts gutes zu sagen.

Infuse und Dekokte sind meistens wenig haltbar. Dies gilt besonders von dem vielgebrauchten Digitalisinfus. Wenn man einen Digitalisinfus pharmakologisch an Fröschen prüft, so kann man leicht nachweisen, daß der Wirkungswert schon 2 bis 3 Stunden nach der Zubereitung des Infuses merkbar abnimmt (S. 96).

Außerdem enthalten die Pflanzenauszüge manchmal eine Menge von chemischen Körpern, wie Alkaloide, Glykoside, Gerbstoffe, Bitterstoffe und dgl., wodurch sie bei der Mischung mit anderen Substanzen ganz besonders empfindlich sind.

Wenn der Arzt nichts genaueres über die Stärke angegeben hat, werden Infuse und Dekokte 1 : 10 zubereitet.

In bezug auf stark wirkende Mittel, wie z. B. Digitalis und Ipecacuanha, müssen wir die Dosierung genau beachten.

Bei der Anwendung von Ipecacuanha bei Kindern muß man besonders das Alter berücksichtigen.

Häufig wird der Arzt zu einem Kinde gerufen, das ohne bekannte Ursache erbricht. Dann soll die erste Frage sein, ob das Kind eine Arznei bekommen hat. Bestand diese aus Ipecacuanha, so hört das Erbrechen mit dem Aussetzen der Arznei auf.

Statt Infusen und Dekokten sollten wir lieber die Fluidextrakte vorziehen. Diese sind nämlich an wirksamen Bestandteilen quantitativ reicher. Auch ist der Gehalt der wirksamen Stoffe viel konstanter als in Infusen und Dekokten.

Außerdem sind die Fluidextrakte durch den Zusatz von Alkohol bedeutend haltbarer.

Injektionsflüssigkeiten.

S u b k u t a n e I n j e k t i o n e n. Die für diesen Zweck bestimmten Lösungen müssen steril sein. Dabei kann man sich der sogen. Subkutantabletten oder -Ampullen bedienen, welche fertig dosiert sind. Diese enthalten u. a. Morphin, Kokain,

Suprarenin usw. Gegen die Anwendung solcher Tabletten oder Ampullen ist nichts einzuwenden, wenn sie nur richtig dosiert wären, was aber leider nicht immer der Fall ist.

Als subkutane Injektion ist wohl Morphin das am häufigsten angewandte Mittel. Dabei kann man sich einer einfachen sterilisierten Lösung bedienen.

R. Morphin. hydrochlor. 0,2
Aq. destill. 10,0
M. Steril. D. S.

$^1/_4$—$^1/_2$—1 Spritze zu subkutaner Injektion.

R. Coffeini Natrio-benzoici 2,0
Aq. destill. q. a. ad ccm IV
M. Steril. D. S.

Zu subkutaner Injektion.

Von offizinellen Injektionsflüssigkeiten sind Äther, Kampferöl (Oleum camphoratum) mit 10% und starkes Kampferöl (Oleum camphoratum forte) mit 20% Kampfer zu nennen.

Intravenöse Injektionen. Offizinell ist die physiologische Kochsalzlösung (Solutio Natrii chlorati physiologica) mit 0,8% Natriumchlorid, die als keimfrei zu liefern ist. Trotzdem ist es zu empfehlen, die Lösung vor der Anwendung noch mal aufzukochen, besonders wenn sie nicht ganz frisch bereitet ist.

Intrauretrale Injektionen. Die für diesen Zweck verwendeten Mittel sind häufig irrationell zusammengesetzt oder unrichtig dosiert.

R. Protargoli
Cocain. hydrochlor.
Aq. destill.
M.D.S.

Da eine Protargollösung alkalisch reagiert, setzt sich ein reinlicher Niederschlag von Kokain ab. Dagegen wird die Lösung klar, wenn man 2% Acid. boric. hinzufügt.

Häufig ist die Dosierung der Injektionsflüssigkeit viel zu stark, so daß die Urethra sich entzündet.

Flüssige Arzneimittel zu äußerlichen Zwecken.

Als solche sind die verschiedensten Mund- und Gurgelwässer, Haar- und Zahntinkturen, sowie die antiseptischen Mittel zu nennen.

R.	Thymoli	1,2	Mundwasser.
	Tinct. Ratanh.	12,0	
	Ol. Menth. pip. gtt. VI		
	Ol. Caryophyll. gtt. V		
	Spir.	ad 100,0	

M.D.S.

1 Teelöffel auf ein kleines Glas Wasser.

R.	Acid. salicyl.	2,0	Haartinktur.
	Tinct. Benzoes	3,0	
	Ol. Ricini	30,0	
	Glycerini	15,0	
	Ol. Rosar. gtt. I		
	Spir.	ad 100,0	

M.D.S.

R.	Saloli	2,5	Zahntinktur.
	Ol. Menth. pip.	0,5	
	Ol. Caryophyll.	0,1	
	Saccharini	0,004	
	Spir.	ad 100,0	

M.D.S.

R.	Liqu. Plumbi subacet.	2,0
	Spir.	5,0
	Aq. destill.	ad 100,0

M.D.S.

Aqua Goulardi.

Die Wasserstoffsuperoxydpräparate enthalten:

Hydrogen. peroxyd. sol.	3%	(offizinell),
Perhydrol	30%	(nicht offizinell).

Unverträgliche Arzneimittel.

Viele heute angewandte Arzneimittel sind in bezug auf gewisse charakteristische Eigenschaften und Reaktionen mehr oder weniger empfindlich. Da sie sich nicht beliebig mit anderen Substanzen rationell mischen lassen, haben sie den Namen unverträgliche Arzneimittel erhalten.

Bei der Mischung von derartigen Arzneimitteln gehen solche chemische Reaktionen vor sich, daß Trübungen, Fällungen, Niederschläge oder Bodensätze entstehen können.

In bezug auf die Verabfolgung von Mixturen, welche Niederschläge oder Bodensätze enthalten, sind die Apotheker manchmal verschiedener Meinung. Der eine ist der Ansicht, daß eine in technischer Hinsicht fehlerfreie Mixtur klar sein muß. Er filtriert deshalb die Mixtur. Dadurch entfernt er aber den Bodensatz, der vielleicht gerade die wirksamen Bestandteile der Mixtur enthält. Ein anderer Apotheker gibt die Mixtur mit dem Bodensatz ab. Wenn der Kranke nun das Rezept aus verschiedenen Apotheken bestellt und von der einen eine klare, von der anderen aber eine trübe Mixtur erhält, ist er natürlich der Meinung, daß ein Irrtum vorliegen muß. In der Weise kann ein unwissender Arzt dem Apotheker Unannehmlichkeiten bereiten.

Bei derartigen chemischen Reaktionen können sich nicht nur unbeabsichtigte Produkte bilden, sondern es kann sogar geschehen, daß die ursprünglich wirksamen Substanzen in unwirksame umgewandelt werden. Dies trifft nicht immer deswegen ein, weil zwei Substanzen sich nicht miteinander vertragen, sondern es sind dazu ganz bestimmte Vorbedingungen nötig. Dabei spielen die Mengen der verdächtigen Ingredienzien, d. h. die Konzentration der Lösung, die Hauptrolle. Auch die Reaktion der Lösung ist von großer Bedeutung. In bestimmten Mengeverhältnissen gemischt, geben die betreffenden Substanzen noch eine klare Lösung. Werden aber diese Grenzen überschritten, so entsteht eine Fällung, bzw. ein Bodensatz. Ein Beispiel wird dieses am besten beleuchten.

Wir wollen annehmen, daß wir eine Lösung von Morphin und Bromnatrium verordnen wollen. Wenn wir

R. Morphin. hydrochlor. 0,1
Natr. bromat. 12,0
Aq. destill. ad. 100,0
M. D. S.

verschreiben, so bleibt die Lösung klar und enthält die beabsichtigten Substanzen.

Vergrößern wir aber die Morphinmenge

R.	Morphin. hydrochlor.	0,2
	Natr. bromat.	12,0
	Aq. destill.	100,0
	M. D. S.	

so entsteht schon bei Zimmertemperatur eine Fällung von Morphinhydrobromid.

Das Kapitel über die Unverträglichkeit der Arzneimittel ist eines der wichtigsten in der ganzen Rezeptur. Wenn wir dasselbe nicht genügend kennen, so ist es uns unmöglich, in jeder Hinsicht korrekte Rezepte überhaupt selbständig zu verschreiben.

In diesem Zusammenhang ist daran zu erinnern, daß die Lehre von den chemischen und physiologischen Antidoten eine gewisse Bedeutung für die Rezeptur hat, weil es inkorrekt ist antagonistisch wirkende Arzneimittel miteinander zu kombinieren. Derartige Fehler kommen häufig vor.

Hier sollen deshalb die gewöhnlicheren antagonistisch wirkenden Mittel angeführt werden.

Mittel:	Antidota:
Acid. arsenicos.	Schleime.
Codeinum	Chloralhydrat Jodpräparate.
Coffeinum	Morphinum.
Extr. Hyoscyami	Kalium jodat. Opium.
Morphium-Salze und Opium	Acid. tannic. Atropinum Coffeinum.
Physostigminum	Atropinum.
Pilocarpinum	Atropinum.
Strychninum (Tinct. Strychni)	Atropinum Chloralhydrat Kal. bromat. Kal. jodat. Morphinum Opium.

Das Gebiet der unverträglichen Arzneimittel ist noch wenig bearbeitet worden. Wohl fehlt es nicht in der pharmazeutischen Zeitschriftliteratur an Massen von einzelnen Angaben über Arzneiverordnungen, die in irgendeiner Hinsicht irrationell waren.

Es gibt auch Nachschlagebücher über tausende derartige Arzneimittelkombinationen. Dies alles nützt uns aber wenig, solange es an einem einfachen System mangelt, das wir leicht im Gedächtnis behalten können, um es in der Praxis im einzelnen Falle verwerten zu können.

In den Angaben über unverträgliche Arzneimittel findet man oft Kontroversen. Es kommt daher, weil die Verhältnisse so kompliziert sind. Meistens kann man nur Regeln mit Ausnahmen aufstellen.

Trotz all dieser Schwierigkeiten soll im folgenden der Versuch gemacht werden, ein System solcher Arzneimittel aufzustellen, die sich in bezug auf ihre chemischen Eigenschaften im großen und ganzen ähnlich verhalten und die so empfindlich sind, daß sie eine Mischung mit gewissen anderen Substanzen nicht vertragen.

Um ein solches System in der Praxis ausnutzen zu können, muß es möglichst einfach sein. Es darf weder zu viel Arzneimittelgruppen noch zu viele einzelne Arzneimittel in jeder Gruppe enthalten. Sonst entsteht ein Chaos, aus welchem man schwer einen Ausweg finden kann. Es erscheint deswegen zweckmäßig, nur die gewöhnlicheren Arzneimittel in das System aufzunehmen.

Bei der Aufstellung dieses Systems soll der Gesichtspunkt maßgebend sein, daß zu einer und derselben Gruppe nur solche Arzneimittel gehören, die ähnliche chemische Eigenschaften besitzen, besonders in bezug auf die Möglichkeit, sich mit anderen Substanzen rationell mischen zu lassen.

Wenn wir die chemischen Eigenschaften einer Arzneigruppe des Systems kennen, so wissen wir auch, mit welchen Substanzen überhaupt und unter welchen Bedingungen sie mit diesen gemischt werden können.

Dadurch lernen wir sozusagen pharmakologisch denken und können wenigstens gröbere Sünden gegen die Regeln einer rationellen Rezeptur vermeiden.

System der unverträglichen Arzneimittel.

I. Alkaloide.
II. Glykoside.
III. Schleimstoffe.
IV. Gerbstoffe.
V. Metallsalze.

In bezug auf diese Nomenklatur ist zu bemerken, daß die Rubriken der Gruppen als Kollektivnamen aufzufassen sind. So gehören zu der Gruppe der Alkaloide nicht nur die reinen Alkaloide, sondern auch ihre Salze und überhaupt alle Arzneimittel, die Alkaloide enthalten. Dasselbe gilt von den Glykosiden, Schleimstoffen und Gerbstoffen.

Nun gibt es auch Drogen, welche mehrere von diesen Substanzgruppen enthalten. So enthält Chinarinde Alkaloide, Glykoside und Gerbstoffe. Kondurangorinde enthält nicht nur alle diese drei Substanzgruppen, sondern außerdem noch Schleimstoffe (Stärke) usw. Es versteht sich von selbst, daß derartige Drogen und die aus ihnen dargestellten Präparate ganz besonders empfindlich sein müssen, wenn sie mit anderen Arzneimitteln gemischt werden.

In größter Kürze werden wir jetzt die hauptsächlichsten chemischen Eigenschaften der verschiedenen Gruppen des Systems besprechen.

I. Alkaloide.

Der Name dieser Substanzen leitet sich davon ab, daß die Alkaloide mit Hinsicht auf ihre chemischen Eigenschaften den Alkalimetallen ähnlich sind. Sie verhalten sich nämlich wie Basen und bilden mit Säuren wohlcharakterisierte Salze.

Die für uns in Frage kommenden Alkaloide kommen in Pflanzen vor und zwar selten in reinem Zustande. Meistens sind sie mit den in den Pflanzen am häufigsten vorkommenden Säuren, wie Gerbsäure, Apfelsäure, Zitronensäure, Oxalsäure u. dgl. verbunden.

Die meisten Alkaloide finden sich in der Natur, nur wenige werden synthetisch dargestellt (Homatropin).

Die Alkaloide sind im Wasser im allgemeinen unlöslich, dagegen sind ihre Salze, welche am häufigsten Verwendung finden, in Wasser meistens leicht löslich.

Alkaloidsalzlösungen sind im allgemeinen ziemlich unbeständig. Sie können deswegen nicht längere Zeit aufbewahrt werden und müssen nur in kleinen Mengen verschrieben werden.

Auch beim Mischen, ja sogar nur bei der Berührung mit gewissen anderen Substanzen sind die Alkaloide sehr empfindlich.

Die wichtigsten Alkaloidreaktionen sind folgende:

Schleimstoffe geben Fällungen oder Bodensätze;

Gerbstoffe geben Fällungen von gerbsauren Salzen (Tannaten);

Metallsalze geben Niederschläge;

Alkalien spalten im allgemeinen aus den Alkaloidsalzlösungen die reinen Alkaloide ab, die in Wasser ja unlöslich sind.

Die neuen Produkte, die bei diesen chemischen Umsetzungsprozessen entstehen, können in der Hinsicht verhängnisvoll sein, daß sie oft die reinen Alkaloide in konzentrierter Form enthalten. Wenn in einer Mixtur giftige Alkaloide vorkommen, die ja sehr häufig verschrieben werden, so enthält dann die letzte Portion, wenn die Flasche nicht gut durchgeschüttelt wurde, eine Giftmenge, welche die Maximaldosis des betreffenden Giftes weit übersteigen kann. Daß dadurch Lebensgefahr eintreten kann, ist selbstverständlich und die Literatur berichtet uns auch über Unglücksfälle dieser Art.

Aus praktischen Gründen teilen wir am besten die Alkaloide ein in solche, die zu innerlichen und solche, die zu äußerlichen Zwecken angewandt werden.

1. Alkaloide zu innerlichen Zwecken.	2. Alkaloide zu äußerlichen Zwecken.
A. Chiningruppe.	D. Kokaingruppe.
B. Koffeïngruppe.	E. Pilokarpingruppe.
C. Morphingruppe.	F. Atropingruppe.

1. Alkaloide zu innerlichen Zwecken.

A. Chiningruppe.

a) Cortex Chinae und Präparate: Decoctum —, Extracta —, Tinctura Chinae.

Es würde das Gedächtnis zu sehr in Anspruch nehmen, wollten wir alle die beinahe unzähligen Fehler anführen, die in bezug auf die unverträglichen Arzneimittel überhaupt gemacht werden. Wir werden uns deshalb nur auf die wichtigsten und am häufigsten vorkommenden beschränken.

Damit wir nun jedoch eine Vorstellung von der Empfindlichkeit vieler dieser Mittel erhalten, werden wir zunächst einige Versuche über Mixturen anführen, welche Decoctum Chinae, mit anderen Substanzen gemischt, enthielten. Dabei ist zu bemerken, daß die Beispiele so ausgewählt sind, daß derartige Mixturen tatsächlich an vielen Orten, und zwar nicht selten vorkommen.

Da solche Mixturen eßlöffelweise eingenommen werden, wurde die einzelne Dosis der Mixtur als 15 g berechnet. Von den

Zusätzen wurden dann gewöhnliche Mitteldosen genommen. Bei der Mischung wurde der Zusatz einer solchen Menge Chinadekokt zugegeben, daß die Gesamtmenge der Mixtur 15 g (= ein Eßlöffel) betrug.

Als Zusätze wurden die gewöhnlichsten Alkaloide, Glykoside und Metallsalze benutzt.

Versuche.

Die Mischung enthielt Decoctum Chinae ad 15 g +

	Zusatz	in g	Es entstand
Alkaloide:	Coffeni	0,2	flockige Fällung.
	Tinct. Opii simpl.	0,5	» » 1/3 Volumen.
	Morph. hydrochlor.	0,01	» »
	Codein. phosphor.	0,03	» »
Glykoside:	Tinct. Digitalis	0,5	» » 1/3 »
Metallsalze:	Kal. bromati	1,0	» » 1/3 »
	Kal. jodati	1,0	» » 1/2 »
	Natr. bicarbon.	1,0	» » 2/3 »
	Natr. salicyl.	1,0	Fällung mit brockigen Stücken.
	Aqua Calcar. aa p.	—	milchartige Fällung. Flüssigkeit erst rot, dann braunrot.
	Liqu. Ferri album.	5,0	tintenartige Fällung.
	Sir. Ferri jodati	1,0	graue Fällung, 1/3 Volumen.

Das Chinaextrakt und die Chinatinktur verhalten sich ungefähr ähnlich.

b) Die Chininsalze.

Chininum ferrocitricum, löslich in Wasser, lichtempfindlich.

Bei Zusatz von Alkalihydraten (Liquor. Ammon. anis., Aqu. Calcariae) entsteht eine Fällung von Eisenoxydhydrat.

Chininum hydrochlor., — sulfur., — tannic.

Nur Chinin. hydrochlor. ist in Wasser etwas leichter löslich (1 : 34). Wenn wir eine stärkere Konzentration verwenden wollen, muß Acidum hydrochlor. dil. zugegeben werden. Dadurch wird das Salz sofort gelöst.

Chinin. sulfur. und — tannic. sind nur im Verhältnis 1 : 800 in Wasser löslich.

Noch wäre zu erwähnen, daß Pillenmassen, die Chinin. sulfur. enthalten, ganz bröckelig werden. Dies kann durch Zusatz einiger Tropfen Acid. hydrochlor. dil. oder — sulfur. dil. vermieden werden.

B. Koffeïngruppe.

Coffeinum, Coffeinum-Natrium salicylicum, Theobrominonatrium salicylicum (Diuretin).

Das reine Koffeïn ist weit weniger empfindlich als seine Salze.

Bei der Mischung von Coffeinum-Natrium salicyl. mit Fruchtsirupen, welche sauer reagieren, wie z. B. Sir. Mororum, — Ribii, — Rubi Idaei u. dgl., wird das Salz gespalten. Dabei entsteht Salizylsäure.

Dieser Spaltungsprozeß geht auch in rein wässerigen Lösungen allmählich beim Stehen vor sich. Koffeïnlösungen sind deswegen überhaupt wenig haltbar.

Theobrominonatrium salicylicum (Diuretin).

Dieses Präparat ist so empfindlich, daß es z. B. schon durch Kochen mit Wasser in seine Komponenten gespalten wird.

Wenn Diuretin in Berührung mit der Luft kommt, nimmt es Kohlensäure auf und wird dadurch schwer löslich.

Durch schwache organische Säuren, wie z. B. Benzoe- oder Zitronensäure, wird es zersetzt.

Dieselbe Wirkung haben Alkalien, wie Natrium bicarbonicum.

C. Morphingruppe.

a) Opium und dessen Präparate.

Opium, Extract. Opii, Tinct. Opii benzoica, — crocata, — simplex.

In bezug auf Opium und dessen Präparate ist zunächst daran zu erinnern, daß Koffeïn und Tannin Antidota sind. Sie dürfen also nicht mit opiumhaltigen Flüssigkeiten gemischt werden.

Schleimstoffe, Gerbstoffe und Metallsalze geben flockige Fällungen.

Tinct. Opii benzoica enthält außer den Alkaloiden noch Kampfer, Benzoësäure und ätherisches Öl und ist deswegen sehr empfindlich, besonders in Wasserlösungen.

b) Morphin, Apomorphin, Heroin, Dionin.

Morphin. Auch in bezug auf Morphin ist zu erwähnen, daß Atropin, Koffeïn und Tannin Antidota sind.

Eine Lösung von Morphin in Bittermandelwasser (Aqua amygdalarum amar.) soll zur Bildung von Morphinzyanid führen (Hayek).

R. Morphin. hydrochlor. 0,1
Aq. amygd. amar. ad 10,0
M. D. S.

Da Gummi arabicum Oxydasen enthält, bildet sich in Morphinlösungen bei Zusatz von Mucilago Gummi arabici Oxymorphin, welches viel weniger wirksam ist.

Gerbstoffe rufen Niederschläge hervor, die meistens den wirksamen Teil der Flüssigkeit in konzentrierter Form enthalten.

Auch gegen Alkalien ist Morphin sehr empfindlich. So kann man in reinen Wasserlösungen von Morphin häufig Ausscheidungen von Morphinkristallen beobachten, die sich nur wegen des Alkaligehaltes der Flasche bildeten.

Auch von Chlorammonium wird Morphin gefällt (Schmidt). Ebenso wirkt sogar eine so kleine Ammoniakmenge, wie sie in einer gewöhnlichen Dosis von Liquor Ammonii anis. vorkommt. Dabei bildet sich unwirksames Oxydimorphin (Jaquet).

In einer Mischung von 0,2 % Morphinum hydrochlor. mit 12 % Bromnatrium oder 5,3 % Jodnatrium scheidet sich Morphin-Hydrobromid oder — Hydrojodid aus (Oestling).

Wir sehen aus dem obigen, mit welcher großen Vorsicht wir überhaupt mit Morphin umgehen müssen, wenn wir es als Lösung verordnen wollen.

Apomorphin.

Auch dieses Präparat ist sehr empfindlich.

Von gewöhnlichen Fehlern ist der Zusatz von Soda zu erwähnen. Soda ist nämlich eben das Reagens für Apomorphin, weil es mit diesem ein grün gefärbtes Produkt bildet.

Ein anderer Fehler besteht darin, daß man eine Wasserlösung von Apomorphin und Kodeïn, manchmal unter Zusatz von Sirup. Liquiritiae, verschreibt. Apomorphin und Kodeïn bilden nämlich miteinander eine unlösliche Verbindung.

Auch eine Mischung von Apomorphin und Argent. nitric., die gegen Ulcus ventriculi verordnet wird, ist vollständig irrationell, weil sich selbstverständlich unlösliches Silberchlorid bildet.

Schließlich ist noch darauf aufmerksam zu machen, daß Apomorphin einen Zusatz von Chinin, Koffeïn, Jodsalzen, Pyramidon u. dgl. nicht verträgt.

c) Codeinum, Codeinum phosphor.

Zunächst müssen wir uns erinnern, daß Tannin, Chloralhydrat, Jod und Jodsalze Antidota sind.

Gerbstoffhaltige Flüssigkeiten geben mit Kodeïnlösungen Niederschläge, die stark giftig sind, weil sie das Kodeïn in konzentrierter Form enthalten.

Noch wäre zu erwähnen, daß Metallsalze in Lösungen von Kodeïnphosphat Fällungen hervorrufen.

2. Alkaloide zu äußerlichen Zwecken.

D. Kokaingruppe.

Cocainum hydrochloricum.

Auch Kokain ist in bezug auf Alkalien und Gerbstoffe sehr empfindlich.

Außer der Verordnung von Kokain mit Argentum nitric., die wir schon früher erwähnt haben, ist noch zu bemerken, daß ein Zusatz von Kokain zu Bleiwasser die Bildung von unlöslichem Bleichlorid zur Folge hat.

Fügen wir wieder zu einer Kaliumhypermanganatlösung Kokain hinzu, so bildet sich eine Verbindung von Kokainpermanganat.

E. Pilokarpingruppe.

Pilocarpinum hydrochloricum,
Physostigminum salicylicum (Eserin).

Als Antidota gegen die Pilokarpinpräparate sind Atropin, Tannin, Jod und Jodkalium zu nennen.

Da das Pilokarpinsalz ein Chlorid ist, kann man es nicht mit Argentum nitric. verschreiben, weil sich sofort unlösliches Silberchlorid bildet. Auch gegen Alkalien und gerbstoffhaltige Substanzen ist es sehr empfindlich.

In bezug auf Eserin ist wieder hervorzuheben, daß es nicht mit Atropin, Jodkali oder Quecksilbersalzen gemischt werden darf.

F. Atropingruppe.

Atropinum sulfuricum, Homatropinum hydrobromicum, Scopolaminum hydrobromicum, Extractum —, Tinctura Belladonnae, Extractum Hyoscyami.

Atropin. sulfur.

Gegen Atropin sind Tannin, Morphin, Opium, Physostigmin und Jod Antidote.

Fällungen entstehen durch Schleimstoffe, Bittermandelwasser und Alkalien, mit Ausnahme von Ammoniak.

Homatropin.

In Homatropinlösungen fallen Argentum nitricum als Silberbromid und Bleisalze als Bleibromid aus.

Die Belladonna- und Hyoscyamuspräparate.

Diese geben im allgemeinen die gewöhnlichen Alkaloidreaktionen, die wir schon aufgezählt haben.

II. Glykoside.

Glykoside kommen in einer größeren Anzahl Pflanzendrogen vor. Ganz wie die Alkaloide sind auch die Glykoside sehr empfindlich bei der Mischung mit anderen Substanzen. Viele von ihnen werden sogar nur durch einfaches Kochen gespalten.

Die Glykoside sind dadurch charakterisiert, daß sie unter Einwirkung von Enzymen, Säuren und Alkalien hydrolytisch gespalten werden. Dabei entsteht meistens Glukose (Traubenzucker), wovon die Gruppe den Namen erhalten hat.

Sehr viele von den glykosidhaltigen Pflanzendrogen enthalten außerdem noch Alkaloide, Schleimstoffe, Gerbstoffe, Bitterstoffe und dgl. Dadurch werden sie selbstverständlich ganz besonders empfindlich in bezug auf den Zusatz von anderen Substanzen.

Für unseren praktischen Zweck teilen wir am besten die glykosidhaltigen Drogen ihren Wirkungen nach ein.

1. Herzmittel: Digitalis-, Strophanthuspräparate.
2. Expektorantia: Senega-, Süßholzpraparate.
3. Amara: Gentiana-, China-, Kondurangopräparate.
4. Laxantia: Cascara sacrada-, Frangulapräparate.
5. Korrigentia: Aqua amygdalarum amararum.

1. Herzmittel.

Digitalispräparate.

Extractum —, Infusum —, Tinctura Digitalis. Die Digitalisblätter enthalten, wie bekannt, u. a. die wasserlöslichen Glykoside Digitalin, Digitalein und das stark wirkende, in Wasser unlösliche Digitoxin.

Wegen der verschiedenen Lösungsverhältnisse dieser Substanzen wirken die Folia Digitalis stärker als das Infus, weil das im Wasser unlösliche Digitoxin in dem Infus fehlt.

Zunächst ist zu bemerken, daß Tannin Antidotum ist. Außerdem geben gerbstoffhaltige Arzneimittel Fällungen. Metallsalze wie Kalium jodatum, Plumbum aceticum, Eisensalze und dgl. geben Niederschläge.

Weiter sollen wir aus physiologischen Gründen Antipyrin, Chinin, Belladonna und Opium vermeiden. Solche Mixturen kommen leider häufig in der Praxis vor.

Ein Digitalisinfus sollen wir höchstens in einer Menge von 10 Eßlöffeln = 150 g verordnen, weil er wenig haltbar ist. Da der Gehalt an wirksamen Stoffen während der Aufbewahrung der Digitalisblätter abnimmt und man eine genügende Kontrolle darüber nicht ausüben kann, ist es am zweckmäßigsten, immer nur Folia Digitalis titrata zu verschreiben. Diese werden nämlich pharmakologisch geprüft und mit besonderer Sorgfalt behandelt und aufbewahrt (siehe S. 83).

Strophanthuspräparate. Als Ersatzmittel für Digitalis wird Tinctura Strophanti häufig verordnet. Es enthält das Glykosid Strophantin und außerdem noch ein Alkaloid, sowie fette Öle. Durch Alkalien entsteht in Tinctura Strophanti eine gelbe Farbenreaktion.

2. Expektorantia.

Senegapräparate. Infusum —, Decoctum —, Sirupus Senegae. Diese Präparate werden aus dem Radix Senegae bereitet.

Häufig wird Decoctum Senegae mit Sirupus Codeini verordnet. Da Senega Saponin enthält, so entsteht mit Kodein eine grüne Farbenreaktion.

Die Senegapräparate geben auch die anfangs erläuterten allgemeinen Glykosidreaktionen.

Süßholzpräparate.

Succus Liquiritiae depuratus. Das Süßholzextrakt enthält das Glykosid Glycyrrhizin. In Mixturen verursacht ein Zusatz von alkaloidhaltigen Arzneimitteln eine Trübung oder Fällung. Säuren fällen Glycyrrhizin.

3. Amara.

Gentianapräparate. Decoctum —, Extractum —, Infusum —, Tinctura Gentianae. Diese Präparate geben meistens die Glykosidreaktionen.

Kondurangopräparate. Extractum fluidum — und Cortex Condurango enthalten Glykoside und außerdem ein Alkaloid, Gerbstoffe und Stärke.

Bei Extractum Condurango fluidum kommen häufig Unverträglichkeiten vor. Es darf nämlich nicht mit Alkalien, Alkaloiden, Pepsin, Sirupen, Tinkturen oder Wasser gemischt werden, denn in Wasser wird das Harz ausgeschieden.

Auch Tannin gibt einen voluminösen Niederschlag.

4. Laxantia.

Extractum Cascarae sagradae fluidum. Dieses Extrakt ist sehr empfindlich. Es verträgt nicht Antipyrin, Chloralhydrat, Salizylsäure, Pepsin, Alkalien, Alkaloide, Gerbstoffe und dgl. Am besten ist es, wenn wir solche Extrakte ganz rein für sich verordnen.

Frangulapräparate. Decoctum —, Extractum fluidum Frangulae. Auch diese Präparate geben die allgemeinen Glykosidreaktionen.

5. Korrigentia.

Aqua Amygdalarum amararum. Das Bittermandelwasser enthält das Glykosid Amygdalin und 0,1 % freie Blausäure.

Bei einem Zusatz von Lapis fällt Silberzyanid.

Auch Zusätze von Alkalien, Atropin (Antidota), Chinin, Koffeïn, Chloralhydrat, Morphin und Extrakte sind zu vermeiden.

III. Schleimstoffe.

Schleimstoffe (Mucilaginosa) sind dadurch charakterisiert, daß sie im Wasser aufquellen. Sie bilden aber keine echten Lösungen, sondern nur schleimige, gelatinöse Massen. Wegen dieser Eigenschaft haben sie ihren Namen erhalten.

Die Schleimstoffe sind selbst ziemlich geschmacklos. Sie besitzen aber die Eigenschaft, besonders den sauren Geschmack vieler Arzneimittel decken zu können und werden deshalb häufig als Geschmackskorrigentien angewandt.

Weiter zeichnen sie sich dadurch aus, daß sie die Resorption anderer Arzneimittel verzögern, so daß die Wirkung der letzteren sich eventuell erst im unteren Teil des Verdauungskanales vollzieht. Sie werden deswegen besonders angewandt, um die adstringierende Wirkung der Gerbstoffe durch Verzögerung zu verstärken.

Eine auf demselben Prinzip beruhende Wirkung haben auch schleimige Suppen von Gerste, Haferflocken, Reis und dgl., die bei der Diätetik, besonders auch bei kleinen Kindern, angewandt werden.

Die Schleimstoffe sind empfindliche und unbeständige Substanzen, sowohl in bezug auf ihre physiologischen als auf ihre chemischen Eigenschaften.

Als Arzneimittel werden die kolloidalen Kohlehydrate am meisten gebraucht. Man kann dieselben in drei Gruppen teilen.

1. Gummiarten.
2. Stärkearten.
3. Pflanzenschleime.

1. Gummiarten.

Gummi arabicum,
Mucilago gummi arabici,
Mixtura gummosa,
Pulvis gummosus,
Emulsiones spuriae.

Arabigummi enthält gewisse Fermente, Oxydasen, und wirkt deshalb schwach oxydierend.

Seine Wasserlösung Mucilago gummi arabici reagiert schwach sauer und geht deswegen leicht im warmen Zimmer und besonders während des Sommers in Gärung über.

Wasserlösungen von Gummi werden von gewöhnlichen und ätherischen Tinkturen gefällt.

Karbonate werden wegen der sauren Reaktion des Mucilagos zersetzt. So entwickelt sich z. B. Kohlendioxyd in einer Mischung

von	Natr. bicarbon.	1,0
»	Mucil. gummi arab.	3,0
»	Aq. destill.	10,0
	M.	

Wir haben früher gesehen, daß die Oxydasen in Gummi das Morphin zu Oxymorphin oxydieren. Opiumhaltige Präparate vertragen im allgemeinen einen Zusatz von Arabigummi nicht.

Metallsalze, besonders das Eisen, geben gewöhnlich Fällungen.

Apomorphin wird durch Mucilago grün gefärbt, was jedoch vermieden werden kann, wenn man die Gummilösung vorher auf 100° erhitzt.

2. Stärkearten.

Stärke kommt in den in der Krankenkost so häufig angewandten Schleimsuppen vor.

Auch ist Stärke in den meisten Schleimstoffen vorhanden.

3. Pflanzenschleime.

Die wichtigsten hierher gehörigen Arzneimittel sind:

Radix Althaeae: ca 35 % Stärke, 35 % Pflanzenschleim.

Radix Colombo: ca 33 % Stärke und Gummi.

Tubera Salep: ca 27 % Stärke, 48 % Pflanzenschleim.

Decoctum Althaeae, welches besonders in der Kinderpraxis Verwendung findet, nimmt bei Zusatz von Alkalien eine stark gelbe Farbe an. Wenn wir dazu noch einen roten Fruchtsirup, z. B. Sirupus Rubi idaei zugeben, so wird der Farbstoff »Himbeerrot« des Sirups durch das Alkali zersetzt, wobei die Mixtur eine schmutziggrüne Farbe annimmt.

Salepschleim (Mucilago Salep) gibt meistens mit Alkaloiden (Opium) und Gerbstoffen starke Fällungen.

Radix Colombo enthält außer Stärke und Gummi noch einen Bitterstoff und das Alkaloid Berberin. Decoctum Colombo ist also sehr empfindlich in bezug auf andere Arzneimittel.

IV. Gerbstoffe.

Die Substanzen, die zu dieser Gruppe gehören, zeichnen sich durch einige charakteristische Eigenschaften und chemische Reaktionen aus.

Sie besitzen einen zusammenziehenden Geschmack und üben auf die Schleimhäute eine adstringierende Wirkung aus.

In technischer Hinsicht sind Gerbstoffe von großer Bedeutung, weil sie mit Bindegeweben Leder bilden. Sie werden also in der Gerbereiindustrie angewandt und haben deswegen ihren Namen erhalten.

Mit Eisensalzen bilden die Gerbstoffe charakteristische Farben und finden deshalb auch in der Fabrikation von Tinte Verwendung.

Die Gerbstoffe sind amorphe kolloidale Stoffe und kommen fast in allen Pflanzen vor.

Unter die wichtigsten zu dieser Gruppe gehörenden Präparate zählen wir

1. Acidum tannicum,
2. Chinapräparate,
3. Kondurangopräparate,
4. Rheumpräparate (Extr. —, Sirupus Rhei),
5. Uva ursi Präparate (Decoctum Uvae ursi),
6. Valeriana Präparate (Decoctum —, Extractum —, Infusum —, Tinctura — und Tinctura Valerianae aetherea),
7. Weine (Vinum camphor, — Condurango, — Chinae, — Pesini und stibiatum).

In chemischer Hinsicht verhalten sich die Gerbstoffe alle ziemlich ähnlich. Sie werden in neutraler oder schwach saurer Lösung von

Alkaloiden,

Schleimstoffen, leimartigen Substanzen und

Metallsalzen gefällt. Dabei bilden sich u. a. gerbsaure Salze (Tannate), die in Wasser schwer- oder unlöslich sind.

Die China- und Kondurangopräparate haben wir schon früher besprochen.

In bezug auf die übrigen Gerbstoffe ist an die oben beschriebenen Reaktionen zu erinnern.

V. Metallsalze.

Obgleich die Metallsalze in bezug auf ihre Unverträglichkeiten sich im großen und ganzen ziemlich ähnlich verhalten, so ist es doch, gewisser Umstände wegen, angezeigt, sie in zwei verschiedene Gruppen zu teilen.

1. Salze der leichten Metalle;
2. Salze der schweren Metalle.

Salze der leichten Metalle.

Die am häufigsten verordneten Salze dieser Gruppe gehören entweder zu den Alkalimetallen: Kalium, Natrium (Ammonium) oder zu den Erdalkalien: Kalzium, Magnesium.

In bezug auf diese Salze kann man gewisse generelle Regeln aufstellen, gegen welche häufig gesündigt wird.

A. Alkalisch reagierende Salze, wie Karbonate, Bikarbonate, Phosphate u. dgl. dürfen selbstverständlich niemals mit Säuren gemischt werden, weil sie dadurch neutralisiert werden.

B. Wir haben schon früher gesehen, daß Alkalien die Alkaloide aus ihren Salzlösungen ausfällen. Meistens entstehen dabei Niederschläge.

C. In Glykosidlösungen können die Alkalisalze hydrolytische Spaltung hervorrufen. Oft entstehen auch Fällungen.

D. Bei der Mischung mit Gerbstoffen, welche ja meistens Säuren sind, wird die Säure neutralisiert. Außerdem entstehen häufig Farbenreaktionen und huminartige Produkte.

E. Wenn man Lösungen von Alkalisalzen mit Salzen der schweren Metalle mischt, so bilden sich meistens Fällungen.

F. Die Alkalisalze zerstören die rote Naturfarbe der Frucht- und Beerensirupe.

Kalium, Natrium, Ammonium.

Kalium arsenicosum. Liquor Kalii arsenicosi (= Liqu. arsen. Fowleri).

Dieses Präparat reagiert alkalisch.

+ Aq. Amygd. amar.	Niederschlag.
+ Extr. Chinae	»
+ Kalium jodat.	»
+ Liqu. Ferri album.	»
+ Tinct. Strychni	teerartige Fällung.

Kalium (Natr. Ammon.) bromatum und jodatum.

Diese Präparate ziehen leicht von der Luft Feuchtigkeit an und sollen deshalb nicht als Pulver oder Oblaten verordnet werden. Besonders mit Oblaten bilden sie blaue Jodstärke.

+ Argent. nitric.	Fällung von Silberbromid, -jodid.
+ Chloralhydrat	allmähliche Zersetzung. Es bilden sich Brom, (Jod) und Chloroform.
+ Extr. Chinae	Trübung oder Niederschlag.
+ Hydrarg. chlorat.	mit Bromkalium: schwarzes Merkurobromid, mit Jodkal. schwarzes Pulver, welches durch Feuchtigkeit gelb wird (Quecksilberjodür).
+ Kalium bromat. + jodat.	Bromkalium spaltet das Jod ab.
+ Liqu. Ferri album.	Zersetzung.
+ Paraldehyd	»

Kalium chloricum.

+ Alumen (zum Gurgeln)	freies Chlor.

Die explosiblen Mischungen werden später erwähnt (S. 104).

Besonders gefährlich ist eine Lösung von Kalium chlorat. und Jodkalium. Dabei wird nämlich freies Chlor entwickelt, das Jod scheidet sich aus und es bildet sich das sehr giftige Kaliumjodat. Um einen Hund zu töten, braucht man Kaliumchlorat und Jodkalium, von jedem etwa 0,5 g.

Kalium hypermanganicum.

+ Cocain. hydrochlor.	Niederschlag (Kokainpermanganat).
+ Organische Substanzen	allmähliche Zerstörung. Das Permanganat wird zu Manganat reduziert.

Die explosiblen Mischungen werden später erwähnt (S. 104).

Natrium bicarbonicum.

+ Alkaloide	meistens Niederschläge.
+ Aspirin (in Lösung)	Kohlendioxyd.
+ Gerbstoffe	Niederschlag.
+ Metallsalze	Fällung von Karbonaten oder Hydroxyden.
+ Säuren	Kohlendioxyd.

Natrium salicylicum.

+ Antipyrin oder Chloralhydrat	feuchte Massen.
+ Extr. Chinae	Niederschläge.
+ Metallsalze	meistens Niederschläge der betr. Salizylate.

Ammonium chloratum.

+ Natr. bicarb. (in Lösung)	Ammoniak.

Liquor Ammonii anisatus.

Es enthält Ammoniak und reagiert stark alkalisch.

+ Alkaloide	meistens Spaltung aus den Salzlösungen.
+ Extr. Hyoscyami, — Opii	Fällungen.
+ Sirup. Cerasor., — Rubi Idaei	Zerstörung des Farbstoffes.
+ Succ. Liquir. depur.	Fällung.
+ Wasser	milchartige Trübung (Anisöl).

Kalzium.

Aqua Calcariae.

+ Gerbstoffe	Fällungen.
+ Liqu. Kalii arsenic.	Fällung.
+ Metallsalze (Liqu. Ferri album., Ol. Jecoris Aselli ferrati)	Hydroxyde oder basische Metallsalze.
+ Sirup. Cerasor., — Rubi Idaei	Zerstörung des Farbstoffes.

Salze der schweren Metalle.

Diese Salze verhalten sich im allgemeinen wie die Salze der leichten Metalle. In gewissen Fällen wirken aber die Salze der beiden Gruppen aufeinander ein. So fällen die Alkalikarbonate die Karbonate der schweren Metalle, während Alkalihydroxyde die Hydroxyde der schweren Metalle fällen.

Ferrum.

Liquor Ferri albuminati.

Dieses Präparat hat beinahe neutrale Reaktion.

+ Gerbstoffe und Säuren — Fällungen.

Sirup. Ferri jodati.

+ Alkaloide — meistens jodhalt. Niederschläge.

R. Sirup. Ferri jodati
Liqu. Ammon. anis. — grüne Mischung.
M. D. S.

R. Sirup. Ferri jodati
Aq. Calcariae — schmutziggrüne Mischung.
Ol. Jecor. Aselli
M. D. S.

Tinct. Ferri chlorati aetherea.

Diese Tinktur enthält wie Liqu. Ferri album. Eisenchlorid und gibt fast dieselben Reaktionen.

Tinct. Ferri pomati.

Dieses Präparat ist mit Wasser ohne Trübung mischbar.

Zinkum.

Zincum chloratum.

+ Argent. nitric. — Silberchlorid.
+ Liqu. Plumbi subacet. — Bleichlorid.

Zincum sulfuricum.

+ Liqu. Plumbi subacet. und Plumb. acet. — Bleisulfat.

Bismuthum.

Bismuthum subnitricum, — subsalicylicum.

+ Gerbstoffe u. Pflanzenschleime — zähe Bodensätze.

Argentum.

Argent. nitric.

+ Aq. Amygd. amar. — Fällung von Silberzyanid.
+ Brom-, Jodsalze — Fällung von Silberbromid, -jodid.
+ Chloride — » » Silberchlorid.

Plumbum.

Plumbum aceticum.

+ Acid. tann. und Gerbstoffe	Fällungen.
+ Aq. Amygd. amar.	Bleizyanid.
+ Bromide und Jodide	Bleibromid, -jodid.

Hydrargyrum.

Hydrargyrum bichloratum (Sublimat).

+ Argent. nitric.	Silberchlorid.
+ Bleisalze	Bleichlorid.

Hydrargyrum chloratum (Kalomel).

+ Sacch. alb.	Sublimat.

Da Zucker schwach oxydierende Eigenschaften besitzt, kann Kalomel an einem feuchten Orte in Sublimat umgewandelt werden. Soda und Arabigummi sollen diesen Prozeß beschleunigen. Deshalb soll man immer Kalomel mit Milchzucker, Sacch. Lactis, verschreiben.

Explosible Mischungen.

Es gibt eine ganze Reihe Arzneimittel, sowohl feste wie flüssige, die bei der Mischung explodieren können. Diese Gefahr liegt in solchen Fällen vor, wo man einen leicht oxydierenden Körper mit einem oxydierbaren mischt.

Leicht oxydierend sind u. a.

Argent. nitric.
Kalium chloric.
» hypermang.
» jodat.

Leicht oxydierbar sind u. a.

Acid. salicyl.
Carbo ligni
Ferr. red. und — pulv.
Schwefel
Zucker.

Unglücksfälle infolge derartiger Explosionen sind sehr häufig vorgekommen, und der Arzt muß deswegen derartige Kombinationen durchaus vermeiden.

Im folgenden wollen wir nur die gewöhnlicheren explosiblen Mischungen anführen:

Tinct. jodi

+ Ammoniak. Es bildet sich Jodstickstoff,

+ ätherische Öle, besonders Terpentin.

Derartige Mischungen kommen als Linimente vor.

Auch in einer Salbe, welche Jod und Hydrarg. praecipit. alb. enthalten, kann Explosion eintreten.

Kalium chloric. oder

hypermang.

als Pulver { + Acid. tannic. (zur Bereitung von Gurgelwasser)
+ Carbo ligni (Zahnpulver)

in Lösung { + Alkohol
+ Glyzerin
+ Thymolspiritus.

Tabelle 11.

Mitteldosen für Erwachsene.

Acetanilidum (Antifebrin)	0,3
Acid. acetylosalicyl. (Aspirin)	1,0
Acidum arsenicosum	0,003
» benzoicum	0,1
» camphoric.	1,0
» hydrochloricum dilut.	0,5—1,0
» phosphoricum dilut.	1,0
» salicylicum	1,0
» tannicum	0,2
Aether	5-20 Gtt.
» aceticus	5-20 Gtt.
Aloe	0,1
Ammonium bromatum	1,0
» chloratum	0,5
Antipyrinum	1,0
» salicylicum (Salipyrin)	1,0
Apomorphinum hydrochloricum	0,01
Aqua Amygdalae amar.	1,0
Argentum nitricum	0,01
Atropinum sulfuricum	0,0005
Balsamum Copaivae	1,0
» peruvianum	0,5
Bismutum subnitricum	0,3
» subsalicylicum	0,4
Bromoformum	2—5 Gtt.
Camphora	0,1
Chinin.-ferrocitricum	0,3
Chininum hydrochloricum	0,5
» sulfuricum	0,5
» tannicum	0,5
Chloralum hydratum	1,5
Cocainum hydrochloricum	0,01
Codeinum phosphoricum	0,03
Coffeinum	0,1
» Natrio-salicylicum	0,3
Dioninum	0,02
Diuretinum	1,0
Extractum Aloës	0,03
» Belladonnae	0,02
» Cascar. sagrad. fluid.	3,0
Extractum Chinae spirituosum	0,5
» Colocynthidis	0,01
» Condurango fluidum	1,5
» Filicis	5—10,0
» Frangulae fluidum	5,0
» Gentianae	1,0
» Hydrastis fluidum	0,5
» Hyoscyani	0,03
» Opii	0,03
» Rhei	0,3
» Rhei comp.	0,5
» Secalis cornuti	0,1
» Secalis cornuti fluidum	0,3
» Strychni	0,02
Ferrum carbonicum sacchar.	1,0
» lacticum	0,5
» oxydatum saccharatum	1,0
» pulveratum	0,2
» reductum	0,2
» sulfuricum	0,1
Heroinum	0,003
Homatropinum hydrobromicum	0,0006
Hydrargyrum bijodatum	0,006
» chloratum	0,2—0,5
» salicylicum	0,05 subkut.
Hydrastinum hydrochloricum	0,02
Jodum	0,01
Kalium bromatum	1,0
» carbonicum	0,7
» jodatum	1,0
» permanganicum	0,08
Kamala	10,0
Kreosotum	0,1
Lactopheninum	0,4
Liquor Ammonii anisat.	0,5
» Ferri albuminati	5—10,0

Liquor Kalii arsenicosi	1-10 Gtt.
Magnesium carbonicum	1,0
» citricum afferveseens	10,0
» oxydatum s. Magnes.usta	1,0
Magnesium sulfuricum .	10,0
Mentholum.	0,3
Methylsulfonalum (Trional)	1,0
Morphinum hydrochloricum	0,005—0,01
Naphthalinum	0,08
Naphtolum.	0,1
Natrium bicarbonicum .	1,0
» bromatum . . .	1,0
» jodatum	1,0
» salicylicum. . .	1,0
» sulfuricum . . .	10,0
Oleum Jecoris Aselli . .	10,0
» Ricini.	20,0
» Santali	1,5
» Terebinthinae rectific.	0,5
Opium.	0,05
Paraldehydum	3,0
Pepsinum	0,3
Phenacetinum	0,5
Phosphorus.	0,0007
Physostigminum salicylium .	0,0007
» sulfuricum. .	0,0007
Pilocarpinum hydrochloricum	0,007
Plumbum aceticum . . .	0,01
Podophyllinum	0,007
Pulvis Ipecacuanhae opiat.	0,3
» Liquiritiae comp. .	5—10,0
» Magnesiae cum Rheo	3,0
Resorcin	0,5
Sal. Carolinum factitium	5,0

Salolum	1,0
Secale cornutum . . .	0,3—1,0
Sirupi medic.	5,0
Spiritus aethereus . . .	0,5
» Aetheris nitrosi	0,5
» camphoratus .	1,0
Stibium sulfuratum aurantiacum.	0,02
Strychninum nitricum .	0,005
Sulfonalum	1,0
Sulfur praecipitatum. .	0,5
Tannalbinum	1,0
Tannigenum	0,2
Tannoformum.	0,4
Terpinum hydratum . .	0,3
Thymolum	0,07
Tinctura Absinthii . .	1,0
» Aconiti tuberis	0,1
» Aloes	0,3
» „ composita .	3,0
» amara	1,0
» Arnicae . . .	0,3
» aromatica . .	1,0
» Aurantii . . .	3,0
» Benzoes . . .	0,2
» Calami. . . .	3,0
» Capsici. . . .	0,7
» Chinae. . . .	4,0
» Cinnamomi. .	2,0
» Digitalis . . .	0,5—1,0
» Ferri chlorati aetherea . .	2,0
» Ferri pomata .	2,0
» Jodi	0,1
» Opii benzoica	3,0
» crocata . . .	0,5
» simplex . . .	0,5
» Strophanti . .	0,5
» Strychni . . .	0,3
» Valerianae . .	2,0
» Valerianae . . aetherea	2,0

Tabelle 12.

Die Maximaldosen, nach der Größe geordnet.

	D. max. simpl.	D. max. pro die
Scopolaminum hydrobromicum	0,0005	0,0015
Suprarenin hydrochloricum naturale u. synth..	0,001	0,001
Atropinum sulfuricum	0,001	0,003
Homatropinum hydrobromicum	0,001	0,003
Physostigminum salicylicum	0,001	0,003
Phosphorus	0,001	0,003
Strychninum nitricum	0,005	0,01
Acidum arsenicosum .	0,005	0,015
Diacetylmorphinum hydrochloricum (Heroin.)	0,005	0,015
Hydrargyrum cyanatum	0,01	0,03
Pilocarpinum hydrochloricum	0,02	0,04
Hydrargyrum salicylicum	0,02	—
Jodum	0,02	0,06
Apomorphinum hydrochloricum	0,02	0,06
Morphinum hydrochloricum	0,03	0,1
Dionin	0,03	0,1
Hydrastininum hydrochloricum	0,03	0,1
Argentum nitricum .	0,03	0,1
Extractum Strychni .	0,05	0,1
» Belladonnae . . .	0,05	0,15
Cocainum hydrochloricum	0,05	0,15
Codeinum phosphoricum	0,1	0,3
Santoninum	0,1	0,3
Podophyllinum. . . .	0,1	0,3
Plumbum aceticum. .	0,1	0,3
Extractum Hyoscyami	0,1	0,3
» Opii . . .	0,1	0,3
Tartarus stibiatus . .	0,1	0,3
Opium pulveratum .	0,15	0,5
Natrium acetylarsanilicum . . .	0,2	0,2
» arsanilicum.	0,2	0,2
Tinctura Jodi. . . .	0,2	0,6
Folia Digitalis . . .	0,2	1,0
Fructus Colocynthidis	0,3	1,0
Liquor Kalii arsenicosi	0,5	1,5
Tinctura Strophanthi	0,5	1,5
Bromoformium . . .	0,5	1,5
Kreosotum	0,5	1,5
Coffeinum	0,5	1,5
Theophyllin.	0,5	1,5
Pyrazolonum dimethylamino-phenyldimethylicum (Pyramidon)	0,5	1,5
Lactophenin	0,5	3,0
Veronal	0,75	1,5
Tinctura Strychni . .	1,0	2,0
Guajacolum carbonicum	1,0	3,0
Phenacetinum	1,0	3,0
Urotropin.	1,0	3,0
Coffeinum-Natrium salicylicum	1,0	3,0
Diuretinum	1,0	6,0
Tinctura Digitalis . .	1,5	5,0
» Opii simplex	1,5	5,0
» » crocata	1,5	5,0
Pulvis Ipecacuanhae opiatus	1,5	5,0
Sulfonalum	2,0	4,0
Trionalum	2,0	4,0
Antipyrin.	2,0	4,0
Salipyrin	2,0	6,0
Aqua Amygdalarum amararum	2,0	6,0
Chloralum hydratum.	3,0	6,0
Paraldehydum. . . .	5,0	10,0
Extractum Filicis . .	10,0	10,0

Tabelle 13.
Die Löslichkeit der gewöhnlichen Arzneimittel bei + 15° C

Ein Teil löst sich in Teilen:	Wasser	Ein Teil löst sich in Teilen:	Wasser
Acetanilidum	230	Kalium chloricum	17
Acidum acetylosalicylicum	300	» jodatum	0,75
» arsenicosum	65	» permanganicum	16
» benzoicum	schwer	Kreosotum	500
» boricum	25	Lactopheninum	500
» carbolicum	15	Lithium carbonicum	80
» citricum	0,6	Magnesia usta	unlöslich
» salicylicum	500	Magnesium sulfuricum	1
» tannicum	1	Medinalum	3
Alumen	11	Mentholum	kaum
Ammonium bromatum	leicht	Morphinum aceticum	12
» chloratum	3	Morphinum hydrochlor.	25
» jodatum	1	Naphtholum β	1000
Antipyrin	1	Natrium acetylarsanilic.	10
Apomorphinum hydrochl.	50	» arsanilicum	10
Argentum colloidale	löslich	» benzoicum	1,8
» nitricum	0,6	» bromatum	1,2
Atropinum sulfuricum	1	» carbonicum	1,6
Bismutum subnitricum	teilweise	» chloratum	2,9
Bromoformium	wenig	» jodatum	0,6
Bromuralum	schwer	» salicylicum	1
Camphora	1200	» sulfuricum	3
Chininum hydrobromicum	50	Novocain	1
» hydrochloricum	34	Orexinum tannicum	unlöslich
» sulfuricum	800	Paraldehyd	10
» tannicum	800	Phenacetinum	1400
Chloralum hydratum	0,25	Phenolphthaleinum	fast unl.
Citrophenum	40	Physostygminum salicyl.	85
Cocainum hydrochloricum	1	» sulfuricum	3
Codeinum	120	Pilocarpinum hydrochl.	10
» phosphoricum	3,2	Plumbum aceticum	2,3
Coffeinum	80	Protargolum	2
» -Natrium salicyl.	2	Pyramidon	20
Creosotalum	unlöslich	Resorcinum	1
Dioninum	7	Saccharinum	335
Diuretinum	1	Saccharum Lactis	7
Glycerinum	leicht	Scopolaminum hydrobr.	leicht
Heroin. hydrochloricum	leicht	Strychninum nitricum	90
Homatropinum hydrobrom.	4	Sulfonalum	500
» hydrochloric.	leicht	Tannalbinum	unlöslich
Hydrargyrum bichloratum	16	Tannoformum	unlöslich
» cyanatum	13	Terpinum hydratum	250
» salicylicum	kaum	Thiocolum	5
Hydrastininum hydrochl.	leicht	Thymolum	1100
Hypnalum	10	Trional (Methylsulfonal)	320
Ichthyolum	löslich	Urotropinum	leicht
Jodum	4500	Veronal	170
Kalium bromatum	1,7	Zincum chloratum	0,3
» carbonicum	1	» sulfuricum	0,6

Literaturverzeichnis.

Alkaloide:

Brühl, Hjelt und Aschan, Die Pflanzenalkaloide. Braunschweig 1900.
Pictet Wolffenstein, Die Pflanzenalkaloide. Berlin 1900.

Arzneiverordnungslehre:

Ewald und Heffter, Handbuch der allgem. und speziellen Arzneiverordnungslehre. 14. Aufl. 1911.
Jaquet, Grundriß der Arzneiverordnungslehre. 3. Aufl.
Kobert, Arzneiverordnungslehre. 4. Aufl. 1913.
Penzoldt, Klinische Arzneibehandlung. 8. Aufl. 1915.

Gerbstoffe:

Nierenstein, Chemie der Gerbstoffe. Stuttgart 1910.

Glykoside:

Beilstein, Handbuch der organischen Chemie. III. Bd. 1897. S. 565.

Nebenwirkungen:

Levin, Die Nebenwirkungen der Arzneimittel. 3. Aufl. 1899.
Seifert, Die Nebenwirkungen der modernen Arzneimittel. Würzburg 1915.

Neue Arzneimittel:

Hahn-Holfert-Arends, Spezialitäten und Geheimmittel. 6. Aufl. 1906.
Lüders und Thom, Die neueren Arzneimittel. 1907.
Peters, Die neuesten Arzneimittel. 7. Aufl. 1915.

Pharmakologie:

Binz, Grundzüge der Arzneimittellehre. 14. Aufl. 1912.
Heinz, Lehrbuch der Arzneimittellehre. 1907.
Meyer und Gottlieb, Die experiment. Pharmakologie. 3. Aufl. 1918.
Poulsson, Lehrbuch der Pharmakologie. 3. Aufl. 1915.
Schmiedeberg, Grundriß der Pharmakologie. 7. Aufl. 1913.
v. Tappeiner, Lehrbuch der Arzneimittellehre. 12. Aufl. 1918.

Pharmazeutische Chemie:

Schmidt, Lehrbuch der pharmazeutischen Chemie. 5. Aufl. 1907—1911.

Pharmazeutische Praxis:

Dieterich, Neues pharmazeutisches Manual. 11. Aufl. 1913.
Hager, Handbuch der pharmazeutischen Praxis. 7. Aufl. 1913.

Rezeptformeln:

Formulae magistrales berolinenses. 1918.

Rezeptur:

Hager, Technik der pharmazeutischen Rezeptur. 5. Aufl. 1890.
Mindes, Der Rezeptar. 2. Aufl. 1911.

Rezeptsünden:

Binz. Berlin 1899.
v. Hayek, Die Unverträglichkeit der Arzneimittel. Wien 1907.

Register.

Abkürzungen 18.
Acid. arsenicosum 53.
» hydrochlor. dil. 23.
» tannicum 99.
Alkaloide, Eigenschaften 89.
Ammon. bromat. 101.
» chlorat. 102.
Antidote 87.
Antifebrin 43.
Antipyrin 29. 43.
Apomorphin. hydrochlor. 92.
Aqua Amygd. amar. 93. 97.
» Calcariae 10. 102.
» Goulardi 85.
» Menthae pip. 78.
Argent. nitric. 103.
Arzneiformen, billige 27.
Aspirin 29. 43.
Atropin. sulfur. 94.
Auswahl der Arzneimittel 19.

Bacilli 60.
Balsam. Copaivae 52.
Bismuth. subnitr. 103.
» subsalicyl. 103.
Bolus 51.
Brausepulver 78.
Bromoform 7.

Camphora 43.
Capsulae 45.
Carbo ligni 9. 104.
Cera 51.
Chartae 60.
Chinin. ferrocitric. 91.
» hydrochlor. 91.
» sulfur. 91.
» tannic. 91.
Chloralhydrat 43.
Cocain. hydrochlor. 94.
Codein phosphor. 94.
Coffein Natr. salicyl. 92.
Cortex Chinae 90.
» Condurango 99.
» Frangulae 97.
» Quercus 49.

Decoctum Chinae 90.
» Condurango 99.
Dekokte 82.
Dionin 92.
Diuretin 29. 92.
Dosierung im allgemeinen 14.

Eleosacchara 42.
Emplastra 61.
Emulsio oleosa 81.
Emulsionen 81.
Eserin 94.
Explosible Misch. 104.
Extr. Belladonnae 94.
» Cascarae sagradae fluid. 97.
» Chinae 90.
» Condurango 96.
» Frangulae 97.
» Gentianae 96.
» Hyoscyami 9.
» Opii 92.
» Rhei 99.
» Taraxaci 56.

Ferrum lactis 53.
» oxyd. sacch. 39.
Folia Digitalis titrata 96.
» Uvae ursi 99.

Gefäßpreise 30.
Gerbstoffe 99.
Geruchskorrigentien 57.
Gesetzliche Vorschriften 32.
Gewichts- und Preisgrenzen der Arzneigefäße 30.
Gewöhnung 22.
Glutoid-Kapseln 46.
Glycerinum 56.
Glykoside 95.
Granula 49.
Gummi arabic. 98.

Haartinktur 85.
Handschrift 18.
Handverkaufsartikel 26.
Heroin 98.

Honig 76.
Homatropin. hydrobrom. 94.
Hornkapseln 47.
Hydrarg. bichlor. 104.
» chlorat. 104.

Idiosynkrasie 21.
Infuse 82.
Infusum Digitalis 83. 96.
Injektionsflüssigkeiten 83.
Intrauretrale Injektionen 84.
Iteraturgesetz 33.

Jodum 105.

Kalium bromat. 101.
» chloric. 101.
» hypermang. 101.
» jodat. 101.
Kalomel 104.
Kapseln 45.
Kollodium 61.
Kreosot. carbon. 7.

Lanolinum 58.
Leime 59.
Leimkapseln 46.
Linimente 62.
Liquor Ammon. anis. 102.
» Ferri album. 103.
» Kalii arsenicosi 101.
Literaturverzeichnis 110.
Löslichkeit der Arzneimittel 109.
Lupulin 44.

Magnesia usta 53.
Maximaldosen 108.
Mel 76.
Mentholum 44.
Metalle, leichte 100.
» schwere 102.
Mitteldosen für Erwachsene 106.
Mixturen 71.
» Dosierung 71.
» Formel 79.
» Korrigentien 74.
» Schüttel- 79.
Morphin. hydrochlor. 92.
Mundwasser 85.

β-Naphtol 43. 44.
Natrium bicarbon. 102.
» bromat. 101.
» jodat. 101.
» salicyl. 43. 102.
Nebenwirkungen 21.
Normaltropfenzähler 68.

Oblatenkapseln 45.
Opium 92.

Paraffin. liquidum 58.
» solidum 58.
Pasta Zinci 59.
Pasten 58.
Perlae gelatinosae 46.
Pflaster 61.
Pharmacopoea economica 24.
Phenacetin 44.
Physostigmin 94.
Pillen 49.
» Arsen- 53.
» Bolus 51.
» Dosierung 50.
» Eisen- 53. 54.
» Formel 57.
» Gummi arab. 55.
» Konstituentien 51.
» Magnesia usta- 53.
» Pflanzenextr. und Pulver 51.
» Resumé 56.
» Spiritus 55.
» Überzüge 55.
» Wachs- 51.
» Zerfall der 50.
Pilocarpin. hydrochlor. 94.
Plumbum acetic. 104.
Potio Rivieri 77.
Pulver 37.
» dispensierte 39.
» Dosierung 39.
» Korrigentien 42.
» Schachtel- 37.
» unabgeteilte 37.
» unverträgliche Mischungen 42. 45.
Pulvis gummos. 98.

Radix Althaeae 99.
» Colombo 99.
» Senegae 96.
Reihenfolge der Arzneimittel 22.
Rezeptformular 16.

Saccharin 77.
Saccharum 104.
» Lactis 104.
Salben 58.
» Grundlagen 58.
Salipyrin 29.

Sapones 60.
Saturationes 79.
Schleimstoffe 97.
Schluß der Rezeptformel 24.
Schüttelmixturen 79.
Scopolamin. hydrobrom. 94.
Sirup. Aurantii 76.
» Cerasorum 76.
» Cinnamomi 76.
» Ferri jodati 76. 103.
» Ipecacuanhae 76.
» Mannae 76.
» Rhamni catharticae 76.
» Rhei 76. 99.
» Ribium 76.
Sirup. Rubi Idaei 76.
» Senegae 96.
» Sennae 76.
» simplex 76.
Species 48.
Stäbchen 60.
Stärkearten 98.
Subkutane Injektionen, Dosierung 83.
Succus Liquir. depur. 76. 96.
Sulfonal 8. 44.
Suppositorien 59.

Tabletten 47.
Talcum 49.
Taxierung von Rezepten 31.
Terpinum hydratum 44.
Teuere Arzneimittel 28.
Thymol 43. 44.
Tinctura Aurantii 78.
» Chinae 90.
» Cinnamomi 78.
» Digitalis 95.
Tinctura Ferri chlor. aether. 103.
» Ferri pomati 103.
» Jodi 105.
» Opii benzoica 92.
» » crocata 92.
» » simplex 92.
» Strophanti 96.
» Valerianae 99.
Traumaticin 61.
Tropfen 62.
» Dosierung 62.
» Flaschen 63.
» Formel 71.
» Korke 65.
» Normaltropfenzähler 68.
» » Tabelle 68.
» Patenttropfgläser 69.
» » Tabelle 69.
» Pipetten 67.
Tubera Salep 99.

Unguenta 58.
Unguentum Glycerini 58.
» Paraffini 58.
Unverträgl. Arzneimittel 86.
» » System 88.

Vaselinum album 58.
» flavum 58.

Wasserstoff-Superoxydpräparate 85.
Wortgeschützte Arzneimittel 29.

Zahntinktur 85.
Zeit für die Einnahme von Arzneien 23.
Zincum chlorat. 103.
» sulfur. 103.